CHEERS

湛庐

与最聪明的人共同进化

HERE COMES EVERYBODY

U0233168

The Viral Storm
the dawn of a new pandemic age

病毒来袭

如何应对下一场流行病的暴发

[美] 内森·沃尔夫（Nathan Wolfe）◎著

沈捷◎译

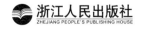

浙江人民出版社
ZHEJIANG PEOPLE'S PUBLISHING HOUSE

谨以此书献给我的研究团队成员们，他们在旧金山和世界各地的环球病毒预警行动组织（Global Viral Forecasting Initiative, 简称 GVFI）*开展工作，献身于让世界远离流行病的事业。

---

* 2013 年更名为环球病毒组织（Global Viral）。

这是一本很有价值的科普读物。从非洲丛林的黑猩猩，到婆罗洲雨林的猎人追踪，作者将自己研究的亲身体验写成文字，带领读者一起踏上科学探索之旅。途中充满生物学奥秘，又常常险象环生，不仅逐层揭开医学史上最致命的病毒之一艾滋病毒的起源面纱，而且从病毒与宿主相互作用的角度探索了病毒在人类进化中所扮演的角色。本书作者内森·沃尔夫博士本科毕业于斯坦福大学，在哈佛大学获得博士学位，在约翰·霍普金斯大学做博士后研究。毕业于名校的他并没有安于在美国大学校园爬象牙塔，却长期投身于亚洲和非洲的丛林，追踪人类传染病起源，进行现场流行病学研究。出于对公共卫生的热爱和加强全球卫生安全的使命感，他毅然放弃加州大学的教授职位，创立了环球病毒预警行动组织（GVFI），致力于新发传染病的监控事业，唤醒公众参与防控活动。

本书从物种进化的角度整体观测人与病毒的关系，尤其是病毒在动物和人之间的传播，包括艾滋病的灵长类动物起源；审视当今社会经济全球化、人的生活方式和行为模式的变迁对新发再发传染病流行的影响。作者适时地提出公众对加强公共卫生能够做出贡献，每个人

探寻反击病毒风暴的
最佳实践

邵一鸣
中国疾病预防控制中心
艾滋病首席专家

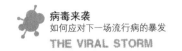
都可以从小做起。书中作者还指出媒体报道对公共卫生事件的重要影响。媒体报道可保障公众的知情权，也能告知公众采取必要的自我防护，但是在公共卫生危机中媒体的过度渲染、吸引眼球式的做法则是有百害无一益的，因为这会引发公众恐慌而造成严重后果。由于传染病和公共卫生事件报道专业性很强，属于风险报道，一方面应制定特别的规则对媒体加以管控，另一方面加强对新闻报道人员的科学素养、公共卫生知识的培训。这一需求对我国媒体显得尤为紧迫。

传染病防控的主要工作需要政府领导和官方专业机构开展，但是民间科学组织可以对政府主导的工作给予补充，也可以代表公民社会发挥监督作用。在专业性很强的传染病领域，一般公众很难发挥监督作用。近年来，这种民间科学组织如雨后春笋般地在发达国家涌现。例如，由著名病毒学家、艾滋病毒发现者之一罗伯特·加洛（Robert C. Gallo）博士发起成立的全球病毒网络（GVN）就是这样一个由多国资深病毒学家组成的民间学术组织。而由沃尔夫博士组建的 GVFI 则是由新生代科学家组成，工作范围更多地指向普及科学知识，唤醒公众参与传染病的防治。

作者在本书最后乐观地展望，有朝一日可以宣布流行病末日的到来。但是，鉴于人类与病毒的共存关系，只要有人类存在，病毒末日就永远不会来临。如同地球自然风暴永远存在，病毒风暴也将永远存在。不过，随着国际社会和各国政府对传染病的防控投入不断增加，防治技术也不断进步，因此人类应对病毒风暴的前景是乐观的。例如，曾经因极高死亡率而被冠以"超级癌症"的艾滋病，因研制成功了几十种抗病毒药，已变成如糖尿病和高血压一样的慢性病。再如，中国政府充分汲取了 2003 年防治非典的经验教训，迅速建立传染病疫情直报系统，加强实验室监测平台，加大科研投入，在应对 H5N1、H7N9 禽流感和 H1N1 流感大流行时均打了漂亮的歼灭战。我相信，只要政府、公共卫生机构和民间科学组织通力合作，再加上公众的鼎力支持，人类完全有能力抵御各类病毒风暴的侵袭。

最后，应该向沃尔夫博士为代表的新生代病毒学家勇于打破常规，走出书斋、走向民众的精神表示敬意！希望我国也能涌现出这样一代青年病毒和公共卫生专家，投身病毒病防治的第一线，教育大众参与抗击病毒风暴，共建全民健康长城。

纵观人类历史，日常生活中的小事件、平凡的小人物常常在历史的长河中蒸腾为水雾，消失不见；而会被人们长久记忆的，是那些足以撼动人类社会进程的、掀起滔天巨浪的"大事件"。长久以来，史学界的目光聚焦在大事件之上，除了书写专业的论著和文章之外，相关的研究成果还显现于大众读物和教科书之上，几乎浸染在每一个人的知识储备之中。

在医学和医学史学界耕耘的岁月之中，我时常感到，与宏大的政治军事史比较起来，医学史是安静甚至寂寞的，她长久地处于科学史的一隅，充斥着患者千百年的呻吟诉求和医生不懈不馁的观察研究，还有那些在常人眼中晦涩难懂的疾病名称和药物成分，以及难于计数的细菌病毒和检查评分，少有高调热闹到值得全人类关注的时刻。然而，疾病社会史研究为我们揭开了医学史的另一个面目：疾病以超乎想象的方式影响了人类社会的方方面面，病原微生物以难以置信的方式干预了人类文明的进程。

长久以来，微生物在人类的历史中扮演着自己独特的角色，偶尔以瘟疫的姿态出现，横扫数个城市、影响几个王朝；偶尔低调地潜伏在历史的阴影中，在王朝覆灭、亡族灭种的大

病毒与人类文明

张大庆
北京大学医学人文研究院院长

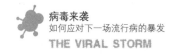
事件里充当不可察觉的"幕后黑手"。

· · · · · ·

微生物对人类社会的影响，可以追溯到有文字记录的最早年代，是在古巴比伦王国流传的英雄史诗《吉尔伽美什史诗》（*The Epic of Gilgamesh*）中。在记载史前大洪水之前，已经描述了其他的一连串灾难，其中就包括神的天谴（瘟疫）。晚些时候出现的《圣经》之中，也有相当多关于瘟疫的描述。

要确定哪一个病原体领导了第一场影响人类进程的流行病是非常困难的，根据享誉全球的美国世界历史学家威廉·哈迪·麦克尼尔（William Hardy McNeill）的研究，大约在公元前 500 年左右开始，亚洲和欧洲的病原体就开始影响到文明的发展进程。

公元前 5 世纪初，雅典帝国处于它的鼎盛时期，这是个拥有便利的海上交通、得以汇聚四方精神文明成果从而产生出辉煌的希腊文明的伟大国度。公元前 430 年，雅典与另一个古希腊强国斯巴达酣战不休，正占据着有利的战场形势，完全没有意识到灾难正悄悄降临到它的上空。这场改变了雅典历史的灾难起始于埃塞俄比亚，从那里，一种未知的疾病传到埃及，再由船只经过地中海传到了港口比雷埃夫斯（Piraeus）和雅典。病魔只肆虐了很短的时间，但它杀死了大约 1/4 的雅典陆军，至少有 1/3 的雅典人口死亡，更可怕的是，灾难还摧毁了人们的精神。敬神和不敬神的人、遵守法律和违背法律的人同样都会死去，对死亡的恐惧使得人们失去了自己以往的信仰和道德标准。根据古希腊历史学家修昔底德（Thucydides）的记载，以往最稳重、备受尊敬的公民也终日沉湎于暴食、酗酒和淫乱之中……至今我们都不知道罪魁祸首是哪种微生物，A 组 β 型溶血性链球菌、立克次体、天花病毒、麻疹病毒甚至梅毒螺旋体等等都成了怀疑的对象，我们只知道，这场流行病沉重的打击了雅典帝国，公元前 404 年，雅典最终败给了斯巴达，不复强盛，这一切成为了西方文明史的"转折点"。

作为希腊文明的继承者，罗马帝国在公元 165—180 年间也遭受了流行病的侵袭，这次被称作安东尼时期黑死病的疾病流行造成了感染区内 1/4～1/3 人口死亡，为罗马帝国的灭亡拉开了序幕。但这并不是黑死病最为闻名的"演出"，真正使得它在人类世界"功成名就"的是它在欧洲的流行。

1348—1361 年间流行的黑死病是欧洲历史上最具毁灭性的流行病，也是中世纪医学史上最大的灾难。黑死病也叫作淋巴腺鼠疫综合征，是耶尔森氏鼠疫杆菌藏身于黑鼠皮毛内的跳蚤上而引起的以"鼠 - 蚤 - 人"模式传播的疾病。因为患者先会出现淋巴结溃烂，而后引起肺部病变，到了后期整个人因为缺氧而变黑，到死亡时多会整个人呈黑色，故而得名黑死病。黑死病的流行给欧洲带来了深重的苦难，街道上常常空无一人，大片的城镇乡村陷入荒芜。在很多地方，尸体经年累月地停放着，因为附近的所有人都死掉了。世界沉浸在可怕的寂静之中，医生和神父都束手无策……1347—1350 年，黑死病的一次爆发使欧洲人口减少了 1/4，1350—1400 年，欧洲的人均寿命从原本就已很短的 30 岁缩短至 20 岁。

很多人相信黑死病代表着《旧约》里的末日审判，赎罪情结导致人们开始成群结队的鞭笞自己，也有人积极地寻找真正的"罪犯"，贵族、残疾人、犹太人都受到怀疑，很多犹太人被杀害，社会陷入了疯狂的自虐和虐他行为之中。许多有修为的神父在黑死病中死去了，继任者在一片混乱中匆忙地选出，名不副实，宗教再也没能保有原本的威信和势力。穷人对富人的仇恨借着对疾病的恐惧爆发出来，区域性的暴动和对民宅的掠夺继续冲击着脆弱的社会结构。大量的人口死亡、劳动力分布不均，改变了劳动者的存在形式，

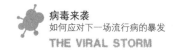

农奴从此消失了，取而代之的是自由的劳动者……黑死病只是麻风病、结核病等众多流行病的代表之一，它们对欧洲社会的影响是多方面的，深深地动摇了中世纪的西方文明。

人们现在认为黑死病起源于蒙古，是蒙古人穿越欧亚大陆的行动导致了疾病的传播。如果说欧亚之间的病毒交流尚且受到距离限制的话，当历史前进到欧洲向外扩张即殖民主义时期，病原微生物就真正踏上了全球传播的旅程。

美洲人的祖先是在冰河期晚期从亚洲徒步穿过大陆桥到达美洲的，后来随着气候的变化，海水水位上升，美洲便成了一个独立的世界。这片新大陆没有出现像亚欧大陆那样的复杂农耕文明，出现稠密人口的时间也晚于旧大陆，没有像旧大陆那样产生诸多的城市流行病。加之新大陆的居民驯化饲养的动物很少，使得以源于动物的疾病也出奇得少，可以说，美洲人抵抗力非常弱。当久经瘟疫"洗礼"的欧洲人踏上这块大陆时，和他们一起到来的病原微生物便悄无声息地发挥了惊人的作用。

1519 年，西班牙人试图征服阿兹特克帝国（Azteca），尽管入侵者拥有火枪，阿兹特克人还是凭借人数众多和顽强的巷战抵御了西班牙人的攻势。形势在 1920 年发生了改变。这一年，天花病毒随着一个受感染的奴隶来到了墨西哥。不久，天花的流行就杀死了阿兹特克近一半的人口，其中包括奎特拉瓦克皇帝（Cuitláuac）。阿兹特克人无法理解为什么这种可怕的疾病不会伤害西班牙人，军队士气低落，幸存者也陷入惊恐之中。可以说，天花病毒替西班牙人打了一场"生物战"。这种情况在西班牙人入侵印加帝国时得到重演，天花病毒杀死了印加帝国国王和他的指定继承人，剩下的两个王子开始内战，帝国分崩离析、摇摇欲坠，西班牙人便坐收了渔翁之利。

曾经如此肆虐无忌的天花病毒最终败给了免疫接种。牛痘的接种使得天花病毒无法再伤害人类，1977 年，它在全球的疾病谱中绝迹。

正是从 16~20 世纪之间，人类在医学方面取得了惊人的成就。16 世纪解剖学的发展、17 世纪生理学的进步、18 世纪病理解剖学的创立，加上 19 世纪细胞学、细菌学等学科的建树、19 世纪末 20 世纪初临床医学的巨大飞跃共同成就了现代医学。科技的进步、政府职能的提高、卫生防疫工作在全球的普遍开展等因素综合在一起，使得天花成为了人类靠自身努力根除的第一个疾病。

如此巨大的胜利催生了更高的企求，20 世纪下半期，专家们提出这样一个当时看来相当可行的目标——把威胁人类的传染病从地球上清除出去。

后来的事实证明，这只是人类对天花病毒作战胜利后短暂欢愉中的一个幻想。麦克尼尔略带悲剧色彩的言论恰好给出了这个问题的精准答案："我们越是取得胜利，越是把传染病赶到人类经验的边缘，就越是为灾难性的传染病扫清了道路。我们永远难以逃脱生态系统的局限。不管我们高兴与否，我们都处在食物链之中，吃也被吃。"

· · · · · · ·

尽管此前文中着墨书写了诸多流行病带来的可怕场景，我始终无意于对疾病流行的后果、对病原微生物的威胁做任何的夸大。看看如今的世界，针对细菌的抗菌素催生了耐药菌的产生，以多重耐药结核菌为代表的微生物向我们展示了它们强大的适应能力。诸多耐药菌遍布于世界各地的医院，面对细菌、支原体、衣原体、真菌，我们研制更强大的杀菌武器的同时也培养了

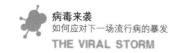
更强大的敌人。在病毒的领域，1918—1919年那场流行全球的大流感的惨痛记忆还未完全消除，新的病毒便一个接一个地出现在人类的视野中，尼帕病毒、裂谷热病毒、埃博拉病毒、马尔堡病毒、拉沙热病毒、各种亚型的流感病毒……疫苗的研发速度常常赶不上病毒的变异速度，更不必提很多病毒导致的疾病都超出了现代医学的治疗能力。

更可怕的是，病毒对人类宿主的适应能力是匪夷所思的，它能高频率地发生基因突变，甚至能与另一种病毒进行基因重组，试想一下，若是一种高致命性的病毒和一种高传染性的病毒在某个宿主体内相遇了，意外地产生了兼具二者特点的能广泛传播又致命的病毒，当这种病毒伴随着一个个宿主的脚步穿梭于全球的飞机场、火车站之中的时候，这会不会成为人类最可怕的梦魇？

关于人类免疫缺陷病毒是如何产生的理论，就像是这个梦魇的现实版本。学者们提出，猴免疫缺陷病毒存在于许多非洲猴子的身上，每种猴子身上都有这种病毒的一个特殊变异体。某一天，一只黑猩猩从不同的两个猴子：红顶白眉猴、大白鼻长尾猴身上分别染上了这两种病毒，两种病毒在它的身上存在了一段时间，最后发生了基因重组，这种杂交病毒在黑猩猩的群落里蔓延，直到有一天，它传播到了人身上，成为了危害人类的病毒名单上最可怕的名字之一——人类免疫缺陷病毒。

人类免疫缺陷病毒摧毁人类的免疫系统，使得患者对一切病原微生物失去抵抗能力，由它引起的获得性免疫缺陷综合征，即艾滋病，现在几乎已经遍及全球的每一个大陆。2011年，全球艾滋病毒感染者已有3 400万，尽管制药公司一直在研发改进控制艾滋病的抗病毒药物，尽管医生、流行病学家、病毒学家、社会学家等越来越多的人加入了针对艾滋病的斗争行列，尽管各国都在积极地采取措施切断艾滋病的传播途径，它依旧在四处传播。

哈佛艾滋病研究所国际艾滋病中心主任乔纳森·曼（Jonathan M. Mann）在为《逼近的瘟疫》（*The Coming Plague*）一书写序言时提出，艾滋病正在给我们上课，这一课的内容就是：世界上任何地方的健康问题都会迅速成为对许多人或对所有人的健康威胁。有必要建立一个世界性的"早期警报系统"，以便尽快发现新疾病的暴发，或旧疾病的异乎寻常的传播。没有这样一个真正能在全球工作的系统，我们就真的是无遮无拦，只能靠命运来保护自己了。

· · · · · ·

幸运的是，的确有人在建立这样一个"早期警报系统"。本书的作者、病毒学家内森·沃尔夫博士和他的同事们很早便预见到了全球化条件下微生物对人类潜在的巨大威胁。他把地球比作一个巨大的微生物混合器——全球性大连接使地球上出现全新的疾病，扩展了可怕的动物病毒的传播范围。出于这样清醒的认识，内森·沃尔夫博士创立了环球病毒预警行动组织，它作为世界卫生组织环球疫情预警和应对网的一部分，充当了人类与病毒对峙边界的守护者的角色。

在本书中，内森·沃尔夫博士将帮助我们了解即将来临的病毒风暴，告诉我们流行病来自何方又将去向何处，我在每一部分开始前写了一篇小文作为导读，希望能帮助读者抓住本书的精髓。通过深入浅出的介绍，沃尔夫博士为我们展现了他和同事们是如何检测和捕猎病毒，又是如何运行全新的病毒监控系统的。

身处现今这个信息量巨大的时代，每一次媒体对于新的流行病毒的报道，都会引发新一轮的猜测和或多或少的恐慌，对于一个清醒的现代人来说，从一个病毒学家笔下去了解病毒和其他微生物不失为一个睿智的选择，若是能在阅读中分享到作者对人类社会的责任感和对梦想的不懈追求，更是善莫大焉。

第一部分　乌云密布的文明史

01

我们寄居在病毒的星球

019

如果有先进的外星球物种降临地球，以哪些生物构成地球生物多样性和生物量的主体为基础，编撰一部生物百科全书的话，其中大部分内容将会介绍肉眼看不见的世界和原核生物。被我们一般认为是全部生物的真核生物，只用薄薄几卷就可以被介绍完。而人类，不过是动物卷里一个显眼的注脚而已。

02

狩猎，加速病毒的跨种群传播

033

我们倾向于将性或生育之类的事视为亲密举动，因为这些行为将个体以正常互动无法企及的方式联系在一起，但从微生物的视角来看，狩猎和屠宰代表着终极亲密行为。这是将一个物种和另一个物种身上的所有组织，连同栖息在每一个物种上的特定微生物都连接起来的行为。

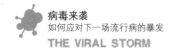
11 病毒对疾病治疗的积极作用

病毒并不总是有害的，如果利用得当，它们能帮我们预防传染性疾病，控制慢性病发展，甚至直接治疗一些疾病。公共卫生事业的目的，不应该是打造一个完全无菌的世界，而是找到坏家伙并控制它们。有朝一日，我们保护自身的方式，也许是仰仗与我们共生的病毒，而不是消灭它们。

195

12 流行病的末日来临

流行病环球免疫系统的建立，需要政府、企业、公民的共同努力。我们处在一个用技术手段建造环球免疫系统的时代，应该、也能够将流行病预测和预防做得更好。当我们能够宣布"这是最后的一种流行病"时，我们发现和遏制流行病的能力，已经强到连流行病这个词都不需要了。

211

引言
一场风暴正在酝酿中

    泰国北碧府境内的庞素克村与该地区的很多地方并无二致——气候潮湿，树木繁茂，野生动物的嚎叫声不绝于耳。庞素克村位于泰国西部靠近缅甸边境处，约有 3 000 名村民在此居住，他们以种植甘蔗和稻米为生。庞素克村是卡坦·布马鲁（Kaptan Boonmanuch）的家。他是一个 6 岁的小男孩，也是首批死于一种新型人类病毒的患者之一。

    卡坦酷爱骑自行车、爬树，也喜欢跟他的塑料斑点狗玩具玩。斑点狗玩具会一边机械地发出"汪汪汪"的叫声，一边将 3 只小狗崽拉进棕色的小车里。

    卡坦常常去农场帮家里人干活。庞素克村几乎家家户户都饲养蛋鸡，有些人家也养用于斗鸡的公鸡。卡坦的姑妈和姑父就住在路那头，靠经营一家露天农场过活，他们饲养着 300 多只鸡。每年冬天，村里都会有几只鸡死于疑似传染性疾病或感冒，但 2003 年 12 月死鸡的数量剧增。那年冬天，跟很多本地农场一样，卡坦姑父家农场的鸡出现了严重的腹泻。所有的鸡要么自

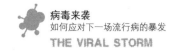
然死亡，要么因病被宰杀。卡坦则帮忙处理死鸡。据新闻报道说，元旦前一两天，这个小男孩带了一只叫个不停的病鸡回家。

元旦刚过，卡坦就发烧了，他被村里的一家诊所诊断为感冒，但3天后病情未见好转。他父亲强南（Chamnan）是位富裕的农民，也兼职当司机。他把儿子送到了一家公立医院检查。医院的X光检查显示卡坦得了肺炎，他被留院观察。几天过去了，卡坦高烧至40.6℃不退，情况危急。他父亲支付了昂贵的费用联系了一辆救护车，把儿子火速送往曼谷的希里拉医院进行更好的治疗。

被送到医院时，卡坦呼吸急促并伴有高烧。检查结果显示他得了严重的肺炎，两肺都被感染了。卡坦被转至儿科重症监护病房，并戴上了呼吸器。一系列的细菌培养检测都呈阴性，说明感染可能是由一种病毒引起的。医生用一种叫作聚合酶链反应（polymerase chain reaction，简称PCR）的分子生物学技术进行的深入检测显示，卡坦可能感染上了一种非典型流感。这种流感此前也许还没有在人类身上被发现，或者未被大范围发现。

11天后，卡坦退烧了。尽管一直住在重症监护病房，他的呼吸窘迫症状却越发严重。2004年1月25日，卡坦成为泰国已知的第一位死于H5N1的患者，不久全世界都将该病称为"禽流感"。

流行病大事记
THE VIRAL STORM
2004年1月25日，卡坦成为泰国已知的第一位死于H5N1的患者，不久全世界都将该病称为"禽流感"。

· · · · · ·

尽管卡坦之死令人悲伤，而且新闻报道继续以悲伤的笔调详细描述其葬礼及家族的吊唁仪式（见图0—1），但现实却是发展中国家儿童死于此类疾病的事件无时无刻不在发生。20 世纪 60 年代，科学家们预测传染性疾病短期内就会被消灭，但直到今天，一些传染性疾病仍被称为"最重要的人类杀手"。从全球风险的角度来看，死亡事件的影响程度不尽相同。大多数传染性疾病导致的死亡都是地区性事件，虽然对受害者及其家人来说是灭顶之灾，但从全球范围来看，这些传染性疾病所显现的风险是有限的。卡坦之死却预示着一件可能改变整个世界的事件：它是由动物病毒引发的第一例人类感染。这种病毒有可能摧毁全球数百万乃至数亿人群，从而永久地改变人类社会的面貌。

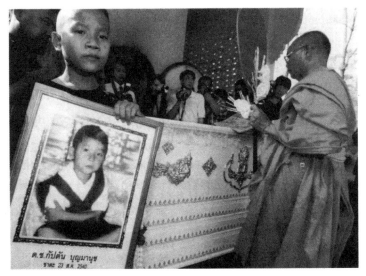

图 0—1　卡坦的哥哥在葬礼上捧着卡坦的遗像

· · · · · ·

我的研究工作的主要目标，是在一个新流行病出现的第一时刻就奋力捕捉到它，然后在其扩散到全世界之前努力地了解，并遏制它。因为流行病几乎总是由一种动物微生物传播到某个人身上而引发，所以这是一份让我走遍世界各地的工作：从中非的雨林狩猎营地，到东亚的野生动物市场。它也

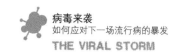

把我带进了美国疾控中心（Centers for Disease Control and Prevention，简称CDC）的前沿实验室和世界卫生组织（WHO）的疾病暴发控制中心。追踪这些对人类有潜在毁灭性的微生物，促使我去研究以下问题：流行病是怎样诞生的？是在哪里诞生的？为什么会诞生？我致力于开发尽早准确检测流行病的系统，以确定这些流行病的重要程度。运气好的话，还能摧毁那些可能给人类带来灭顶之灾的流行病。

当我就自己的研究工作在世界各地进行讲演，并在斯坦福大学病毒学研讨课上给学生们上课时，发现这些话题引发了越来越多的社会关注。大家都承认流行病具有横扫地球人口的巨大力量，而且貌似无人可以幸免。然而鉴于这些事件的重要性，一些重大问题依旧令人费解：

流行病是怎样开始暴发的？

为什么如今人类要遭受这么多流行病的侵害？

未来我们能做些什么来预防流行病？

我尝试通过本书来回答这些问题，努力将这幅流行病拼图的碎片拼接起来。

第一部分是介绍本书的主角——微生物①，探究人类与这些生物体关系

---

① 全书中"微生物"一词我一般用 microbes，而不是 microorganisms。后者包含了所有显微镜可见的生物体，用起来更为贴切，但显得繁琐复杂。除非另有说明，microbes 在书中作为缩写形式，指代所有显微镜可见的生物体，其群落包括能在人类中传染和扩散的物种，即：病毒、细菌（和其姊妹种古菌）、寄生虫和神秘的朊病毒。第 1 章里我会对它们进行详细讨论。虽然此举必定会惹恼一些微生物学家同仁，因为他们按照合理的生物分类方法，把寄生虫排除在术语 microbe 之外，并且还没确定将朊病毒放在哪种类别里，但我的做法是出于方便大众读者阅读的考虑，希望他们能够谅解。

的历史。这一部分探索了巨大的微生物世界，将那些威胁人类健康的微生物以特有的视角进行分析。这些篇章详细描述了人类和人类祖先在进化过程中所发生的一些最重要的事件，力求将断断续续的历史资料发展为一组关于这些事件如何影响人类与微生物的互动的假说。

第二部分调查当今人类成为流行病易感群体的渐变过程，提出未来如何控制流行性疾病的思路。

第三部分描述令人惊叹的流行病预防新世界，并介绍了一批科学家。他们渴望开发一个有效的全球性免疫系统，防止流行病在全球肆虐。沿着这一写作脉络，我们将踏入中非偏远的狩猎村庄，调查婆罗洲岛上野生红毛猩猩得疟疾的情况，了解先进的基因排序技术如何改变了我们发现全新病毒的方式，并看看来自硅谷的公司如何永久地改变了我们为发现下一个主要疫情而实施监控的方式。

· · · · · · ·

此时你也许会问，为何我最终决定投身流行病研究？是出于拯救世界的愿望吗？我想可能是出于一种由科学发现引发的兴奋感。这种兴奋来自发现了那种肉眼看不见的、完全未知的生物体，它有可能摧毁大范围人群。也许我是想要深入了解复杂的人类生态的一个组成部分，或是渴望探究这些新型病毒经常出现的那些奇异之地。不过，虽然现在我的生活被了解并遏制流行病的工作填得满满当当，但这并非是我一直以来的追求。我对微生物的研究起步于一个很不起眼的研究子项目，它隶属于我对中非野生黑猩猩进行的一项研究。

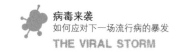

孩提时代观看的一部国家地理频道的纪录片，触发了我一生对猿类的兴趣。这部纪录片解释了为何人类与猿类而不是猴类的亲缘关系更近。片中的谱系树显示人类与猿类是兄弟，而与猴类是远房表亲，这与我脑海中在底特律动物园游玩时的记忆完全不吻合。我记得当时看到猿类和猴类被一起锁在"猴屋"里，而我们人类却站在笼子外面。人类和猿类是近亲的观点，在我心底确实引起了震动。据我父亲说，看完纪录片后，我有好几天都被片中的猿类附体，在屋里手脚并用地行走，试图不用语言与人交流，努力展示自己内在的猿性。

我对猿类的痴迷，起初是出于小孩子对神秘事物的向往，后来慢慢演化成一种理性的兴趣：想知道与人类亲缘关系最近的"亲戚"能告诉我们哪些有关人类自身的事情。开始我对整个猿类抱有兴趣，后来兴趣点集中于黑猩猩和它们不太被熟知的兄弟——波诺波黑猩猩上。这两种猿类在谱系树中与人类同属一个特定的分支。自我们最后的共同祖先与这两种同类猿物种分离后，岁月是如何构建人类的思想、身体和所处的世界的？有什么特性被我们共同保留了下来？

被理性的兴趣所牵引，我越来越渴望见到生活在自然环境中的猿类。想要实现这一愿望，我就得亲自到中非雨林对它们进行追踪，看看它们真实的模样。于是在选择博士专业时，我决定去哈佛跟两位著名的灵长类动物学家理查德·兰厄姆（Richard Wrangham）和马克·豪塞尔（Marc Hauser）一起从事研究工作。在念博士的第一年里，我花了很长时间向他们陈述必须派我去乌干达东南部的基巴莱森林（Kibale Forest）研究野生黑猩猩群落的原因。那时兰厄姆已经对这些黑猩猩进行了多年的研究。

我提出了一个记录基巴莱黑猩猩自我药疗行为的研究计划。当时，有关这些动物通过吃含有特定化学成分的药用植物来治疗自身传染性疾病的观点，还只是一个有趣的假说。之前在牛津大学学习，并在该校自然历史博物馆从事有关动物自我药疗法的展览工作时，我已经开始探究这个问题。

我在两位学者的指导下工作：一位是著名的进化生物学家汉密尔顿（W. D. Hamillton），另一位是其同仁戴尔·克莱顿（Dale Clayton）。克莱顿是研究动物抵御寄生虫行为的专家，他发现自我药疗法在动物王国里被普遍采用，比如黄蜂和科迪亚克棕熊这两类特征迥异的动物，都会利用植物的化学成分来抵御自然虫害。

当我开始在乌干达研究黑猩猩时，教授们提醒我，任何有关黑猩猩用植物进行自我药疗的确凿证据，都少不了对其所治疗的传染性疾病的了解。除非我能够证明黑猩猩使用传说中的药物使病情减轻了，否则得出的研究结果仍然是推测性的。因此，我需要了解是什么传染性疾病在折磨着黑猩猩。

我对微生物知之甚少，于是就联系了安迪·斯贝尔曼（Andy Spielman）教授。他来自哈佛大学公共卫生学院，是当时为数极少的专门研究自然界微生物生态的学者之一。尽管他的实验室里塞满了同事和学生，研究的侧重点也是北美地区而不是非洲或者亚洲野外地区，他还是友善地将我纳于麾下。就这样，我开始了对黑猩猩传染性疾病的研究工作。一旦开始对微生物进行研究，我便一发不可收。我的研究重心是病毒。

在地球上，病毒的进化速度比任何生物体都快，但我们对它们的了解少

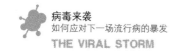
于其他生命形式①。对病毒的研究使科学家有机会发现新物种并将其登记入册，这一方式令人回忆起19世纪自然科学家所处的那个世界。一位科学家可能倾其一生也找不到一个新的灵长类动物物种，但新病毒每年都能被发现。每一代病毒的生命周期极为短暂，因此我们能实时观察其进化过程。对有志于此的人来说，这是一个理想的研究体系。也许从一位年轻科学家的角度来看，该学科最大的优势是有重要而紧迫的挑战：一些病毒害死了人。这一挑战不难克服，新的发现不仅可以加深我们对自然的了解，还能够在控制人类疾病的实践中，发挥重要而快速的作用。

· · · · · · ·

2004年头几个月，在卡坦死于H5N1病毒的新闻发布后，控制人类疾病传播成了公共卫生建设的重中之重。卡坦是泰国第一例死于H5N1病毒，即所谓禽流感的确诊病例。事实上，虽然流感病毒可能通过其他动物传到人类身上，但所有人类流感病毒最初的传染源头无一例外是鸟类，所以人们将H5N1俗称为"禽流感"。虽然会激怒科学家，但是在一个月时间里，这个名字就俨然成为新闻节目的主角，也成了全世界人民热议的话题。

> **H5N1** H5N1病毒的学名为HPAIA。这个名称极具描述性，既表明这一病毒是一种高致病性禽流感A型病毒（a highly pathogenic avian influenza A-type virus），也标明了专属于这种病毒株的特定的血细胞凝聚素（H）和神经氨酸酶（N）两种蛋白质变异体。

---

① 病毒自身是否有生命这一问题存在着争议，而其他微生物不存在这样的争议：细菌、古菌或寄生虫，这些很明显是有生命的生物体。不过在我看来这属于语义上的争议，意义不大。病毒在它们的生命周期里完全依附于其他生物体，我们已知的其他生命形式也不例外。据我所知，没有一种生物体可以在缺乏其他生命的世界里生存。不管怎样，病毒显然是地球生命系统的一个组成部分。面对那些有心投入这场争议的人，我以此解释自己认为病毒是有生命的观点。尽管对于朊病毒也存在着类似的争议，我将以相同的、具有包容性的常理为朊病毒辩护。

　　H5N1 病毒以强大的致死力凸显了自身重要性。该病毒的病例病死率，即感染者的死亡比例大约是 60%。这样的微生物是极其致命的。作为对比，我们可以回顾一下发生在 1918 年的灾难性流感大流行。虽然估计得不够准确，但大家认为 1918 年流感大流行造成的死亡人数约为 5 000 万人，相当于当时全球人口的 3%。这是一场几乎难以想象的灾难，在这次流感大流行中死亡的人数，超过了 20 世纪所有战争中被认定死亡的士兵总数。这个小小的病毒直径不到 100 纳米，仅有寥寥可数的 11 个基因。可在充斥着战争的 20 世纪里，将第一次世界大战、第二次世界大战中大大小小的战争和其他所有战争中死亡的士兵数加起来，还抵不过这个病毒的致死人数。尽管 1918 年的流感大流行到处肆虐，但人们对其病例病死率的估计是最多 20%。实际比例肯定远远低于这一数字，更谨慎的估计是大约 2.5%[①]。H5N1 病毒造成的 60% 的病死率，显然远远高于引发 1918 年流行病的流感病毒。

　　虽然病毒致命性容易吸引眼球，是媒体持续的关注点，但对微生物学家而言，这仅仅是流行病拼图里的一小片而已。事实上，有些微生物几乎会杀死所有感染人群：100% 的绝对病死率。但这些病毒并未对我们构成严重威胁。比如在自然条件下感染多种哺乳动物的狂犬病毒或是一些亚洲猴类的疱疹 B 病毒，会引起所有感染人群死亡[②]。但是除非你与携带狂犬病毒的动物接触，或者与亚洲猴子一起工作，否则这些病毒不会成为你关注的重点，因为它们没有在人际间传播的能力。**一个能制造灾难的病毒，必须既拥有杀伤力，又具备传播能力。**

---

① 事实上，按照 1918 年直接因流感病毒感染致死人数来看，死亡率甚至可能低于 2.5%。因为很多死亡病例可能是由继发性细菌感染造成的。在使用抗生素的今天，可以部分地预防这类死亡病例。而因 H5N1 致死的病例，绝大多数直接由病毒疾病引发。

② 就狂犬病毒而言，如果感染后迅速注射疫苗就能成功脱离危险，但如果没有注射疫苗，死亡基上不可避免。

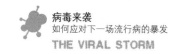
在 2004 年头几个月，我们还无从知晓 H5N1 病毒如何有效扩散。因为它属于经常要进行传播活动的那一类病毒，所以存在着传播的可能性。如果 H5N1 的传播路径和 1918 年的流感病毒一样，它就会制造出人类历史上一场空前的灾难。

. . . .

致死力像 H5N1 一样令人印象深刻的 H1N1 病毒，是所谓的猪流感[①]，它的传播力也同样令人印象深刻。虽然无人知道 H1N1 大流行开始的确切时间，但到了 2009 年 8 月，也就是距离 H1N1 被首次确认不到一年时间，世界卫生组织宣布，预计该病毒最终感染人数可超过 20 亿，约相当于地球总人口的 1/3。这出自然上演的戏码着实令人震撼。虽然其他类型的自然灾害在视觉上更具冲击力，但 H1N1 能遍及地球每个角落的传播能力，使其成为一股强劲的自然力量。在 2009 年头几个月可能只感染极少人的一种病毒，不到一年时间便席卷全球。尽管我们倾力进行全球公共卫生基础设施建设（这些建设让我们感到无比自豪，同时深感健康有了保障），但还是发生了病毒大流行。虽然据估计 H1N1 病毒的病死率远低于 1%，与 H5N1 的病死率相比黯然失色，但其感染人群的绝对数值令其坐拥"地球杀手"的名号。20 亿人的 1% 意味着数以千万计的人命。

为了更清晰地理解一次疫情的真正威胁，我们先来了解流行病学上的一个概念：R_0，即基本再生数（basic reproductive）。

---

① 与 H5N1 一样，始于 2009 年的"猪流感"也遭遇了术语上的问题。世界卫生组织称之为 H1N1/09，美国疾控中心的前沿实验室将其与其他流行病放在一起命名，称为 2009H1N1 流感。本书简单地称其为 H1N1，这是研究该病毒的科学家们通常所用的缩写形式。与 H5N1 和所有流感病毒一样，鸟类是 H1N1 病毒的传染源头。2009 年 4 月，H1N1 在中国被正式定名为甲型流感。——编者注

> **基本再生数 R_0**　对任何流行病来说，R_0 是每一例新病例所造成继发感染数量的平均值（在无事先免疫和防控举措的情况下）。如果每个新病例平均引发一人以上的继发感染，那么该流行病就有可能扩散。如果每个新病例平均导致不到一人的继发感染，疫情就将逐渐消失。R_0 帮助流行病学家准确判断流行病是可能呈"病毒式扩散"还是逐渐消失，它基本上成为流行病的可扩展性的衡量指标。

无论是对公众还是对政策制定者而言，风险阐释都不是小事一桩。就 H1N1 或者 H5N1 而言，如果没有迅速研制出疫苗或尽力减少病毒传播，就可能酿成全球范围的惨剧。

病毒是以运动而非静止的状态存在着的，这一点很关键。如果致命的禽流感病毒 H5N1 成功发生了基因突变并迅速传播开来，后果将会极其严重。虽然视觉冲击力未必令人震撼，但其毁灭性的程度连最严重的地震都无法与之相提并论。而传播迅速的甲型流感病毒 H1N1 的致病力哪怕有微小的提高，也可能带来惊人的死亡人数。这两幅画面不难想象。正如我在第 1 章里会详细探讨的那样，流感病毒和其他众多病毒都匪夷所思地拥有适应人类宿主环境的能力。它们能迅速发生基因突变，甚至彼此交换基因（这里指的是一种基因重组过程）。

在 2009 年，正是这一基因重组现象引起我和其他科学家的关注。H1N1 病毒迅速席卷全球时，很有可能与人或动物身上携带的 H5N1 病毒相遇，并埋下发生系列性灾难事件的隐患。我们就是要力图在事态扩散之前，尽早发现它们。

当某个人或动物同时感染上这两种流感病毒时，其身体就成为一个为病毒交换基因提供良机的混合器。这种情况是怎样发生的？在一种有性繁殖中，H5N1 和 H1N1 病毒混合能够装配成镶嵌体，这一子代病毒的一部分基因来

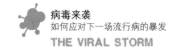

自两种病毒。个体感染了多种相似的病毒后，就会发生这样的基因重组。就H5N1 和 H1N1 病毒而言，如果镶嵌体子代病毒从 H1N1 和 H5N1 亲代病毒那里分别继承了传播力和致命性，最后生成的病毒将具有高传染性和高致命性——正是我们最为惧怕的，可对全球造成影响的基因配置。

. . . .

近 100 年来的全球公共卫生事业主要致力于应对流行病的侵袭。现在我和一群数量不多，但颇具影响力的科学家已经开始认为，我们必须实施比疲于应付更好的举措。努力研发疫苗、研制药品和改善人类行为这些传统方法，在应对人类免疫缺陷病毒（即艾滋病毒）上已经失败了。艾滋病毒从发现至今已近 30 年，其扩散的态势一直未能得到遏制，最新统计显示人类免疫缺陷病毒，感染人群逾 3 300 万。

但如果我们在艾滋病毒扩散之前就"捉到"它，情况会怎样呢？艾滋病毒广泛传播之前，已在人类身上存在了超过 50 年。之后它又传播了 25 年，直到最终被法国科学家弗朗索瓦丝·巴尔-西诺西西（Françoise Barré-Sinoussi）和吕克·蒙塔尼（Luc Montagnier）发现。两位科学家因此实至名归地捧得了诺贝尔奖。如果我们在艾滋病毒离开中非之前就遏制了其传播，世界会有什么不同呢？

有朝一日我们也许能预测流行病，这一观点十分新颖。我第一次听到有人谈论它是大约 10 年前，在约翰·霍普金斯大学唐·伯克（Don Burke）的办公室里。唐·伯克是一位退役的上校军医，也是世界知名的病毒学家，来自华特瑞陆军研究院（Walter Reed Army Institute of Research，简称WRAIR）。在接受约翰·霍普金斯大学彭博公共卫生学院教授职位之前，他致力于以更传统的方法控制疾病。我的博士研究是在沙巴州（Sabah）的雨林中，研究蚊子和其他吸血昆虫以哪些方式帮助微生物在灵长类动物间进行传播。完成研究前我就被唐录用为约翰·霍普金斯大学的博士后。

因为联系不上我，唐设法找到住在密歇根州的我母亲，给她打了一通电话。出门在外，我偶尔会在雨林研究基地联系母亲。母亲责备了我，说有一位美国军队里的"将军"给她打了电话，她问我惹了什么麻烦。幸亏唐只是让我帮他在中非建立一个研究项目，了解病毒是如何从动物身上跑到人身上的。

从那以后，除了长期在中非和亚洲从事艰苦的研究工作，积累捕捉新型微生物的研究实力外，我和唐也在研究地和位于巴尔的摩（Baltimore）的唐的办公室里进行了多次长谈。我们以啤酒为赌注，就科学问题打了很多赌，也讨论了病毒学领域未来面临的难题。记得那天我头一回听唐提起：未来的研究不仅包括应对流行病，还包括预测流行病。这一观点听上去很大胆，但又合情合理。我们迅速思考起该愿景的现实运作方式。这些早前的交谈为我和同仁们后来的研究工作奠定了基础。我们在全世界范围内的微生物热点地区建立并运作情报站，在新型微生物全球大流行之前将其就地捕获。

像 H5N1 和 H1N1 这样的新型流感病毒就是我们的监控对象。很不幸，对于像 H5N1 和 H1N1 病毒这样的威胁，我们轻易地放松了警觉。媒体对它们的关注迅速降温，绝大多数人都没把这两种病毒当回事。但是 H5N1 和 H1N1 病毒都没有灭绝，如今它们对人类的威胁程度，可能与它们首次被关注时并无二致。它们都一直在感染人群。例如，在媒体遗忘了 H5N1 病毒几年后的 2009 年，经实验室确诊的 H5N1 病例至少有 73 例。实际病例肯定不止这些，而且这个数字与以前年份确诊的年病例数相比，并没有明显差别。H1N1 病例也呈继续扩散态势，甚至在我们监控的最偏僻的林区都检测到了它们。

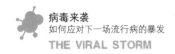

· · · · · ·

　　现在，我们花不到 1 万美元就能给整个人类基因组排序，也能够建立大规模通信设施，不久就能使全球大部分人用上手机。但奇怪的是，我们仍然对流行病和引发流行病的微生物知之甚少。对于如何在流行病从小镇传播到城市和地球其他角落之前预测或者预防它们，我们知道得更少。正如我在本书第二部分里将要论述的那样，随着地球上人和动物的联系持续加强，未来几年流行病暴发频率也将加快。无论是集 H5N1 的高致死率和 H1N1 的易传播性于一身的镶嵌体病毒、死灰复燃的非典型性肺炎病毒（SARS）、像艾滋病毒一样的新型逆转录病毒，还是最可怕的、偷袭我们的某种全新病毒，未来几年我们都将面临更为严峻的微生物威胁。微生物有能力折磨我们，害死我们，毁坏地方经济；它威胁人类的程度，比地球上最可怕的火山喷发、飓风或地震都要严重。

　　一场风暴正在酝酿中。本书的写作目的就是了解这场即将到来的风暴——探究流行病的性质，了解它们来自何方，又将去向何处。但我不会只描绘一幅严峻的图景。自我们首次发现病毒以来的 100 年，人类在了解病毒方面已经取得很大进展，但还有很多艰难任务亟待完成。如果我们表现出色，就可以采用大量当代先进技术进行流行病预测工作——就像气象学家预报飓风行进路线一样，并且最好能在第一时间加以预防。这是现代公共卫生事业的终极目标。在接下来的章节里我将证明，我们有能力实现这个目标。

THE VIRAL STORM

THE DAWN OF A NEW PANDEMIC AGE

|第一部分| 乌云密布的文明史

我们住在一个布满病毒的星球上，大多数肉眼看不见的微生物都与我们和平共处，也有一小部分会引起致命的流行病。随着人类的进化，人们学会了狩猎，开始驯养动物，同时拥有了大规模的固定社区，这让病毒与人类的联系更加密切，为病毒风暴的酝酿创造了条件。

病毒，最熟悉的陌生人

它们是最精明的杀手，手段极其凶狠又极其隐蔽，十步杀一人，千里不留行。

它们是最低调的阴谋家，参与过王朝的覆灭，参与过殖民地的掠夺，而那些被覆灭的和被杀戮的，甚至可能不知道它们曾经来过。它们曾几度横扫欧洲，所过之处，市镇渐无人烟，红颜化作枯骨。它们高高在上的时候，没有怜悯、没有救赎，连最卑鄙的杀人犯和最崇高的慈善家都在它们的利刃之下惴惴不安，病入膏肓的患者和经验满满的医生都对它们束手无策。

一些百岁老人还依稀记得它们的恶迹。90多年前，它们环游于世间，短短两年之内杀掉的人数，远超过了两次世界大战的总和。10年前，它们也曾来到我们身边，我们听说有人死去了，但却并不知道为什么，我们不敢面对人群，不敢走出家门，甚至连每一口呼吸，都弥漫着死亡的威胁。

我们想要借一双慧眼，看清它们的模样。睁开眼睛的一瞬间，我们发现世界变得更加恐怖：它们在对面街上的菜市场里，它们在迎面而来的喷嚏中，它们漂浮混杂在饮用水中、食物中，它们在我们的皮肤上，甚至在我们的身体里……在我们没有慧眼的大多数时候，它们显得相当隐忍低调，在这个光怪陆离的世界中，我们很容易忽略它们的痕迹。

它们有一个名字叫作微生物，而我们将重点关注的，是它们中冉冉升起的"新贵"——病毒。

在这个时代，几乎每个人都已经跟病毒打过了交道。某次的流行感冒让我们涕泪横流、夜不能寐，电视里新闻记者一脸严肃地讲述着的禽流感让我们不寒而栗，再也不敢打开手中的鸡腿汉堡包装盒……病毒一直离我们如此之近，同时又异常之远。

你了解病毒吗？如果我说，一些病毒曾经存在于人类祖先的躯体中，与我们伴行了千百万年，你会不会相信？如果我说，一些病毒在人类站起身子，直立走出森林的时候离开了我们，而后以一种更为危险恐怖的姿态回归我们身边，你会不会寝食难安？

你愿意去了解这个时而作为安静的寄生者存在于你的世界，时而会要你性命的家伙吗？

或许你会被一些高深的名词吓到，**基本再生数、逆转录酶、微生物净化**……连医生读起来都拗口不已的名词会吓走很多试图深入了解病毒的人。

但是，在你打开下一页的时候，不妨深深地吸一口气，想象着，你已化为一个小小的病毒，在内森·沃尔夫博士浅显活泼而又充满科学智慧的语言引领下，走入病毒的历史，看一看它是如何跟随着人类走到了今天。

当然，旅程不会就此终止，从历史中抬起头来的时候，我们会开始一段遍及全球的旅程，看一看这个被叫作"地球村"的世界给人类和病毒带来了什么。全球之旅结束后，我们会恢复人类的角色，和走在全球最前沿的病毒学家、生物学家、卫生工作者一起投入对病毒的新战争之中。

我们寄居在病毒的星球

马丁努斯·贝杰林克（Martinus Beijerinck）是一个严肃的男人，他流传至今的照片极少，其中有一张大约摄于 1921 年（图 1—1），拍完这张照片几天后他就很不情愿地退休了。照片中，贝杰林克坐在实验室里，穿着西装，戴着眼镜，端坐在显微镜、过滤器和装着实验试剂的瓶瓶罐罐中间，一副想要被人铭记的派头。贝杰林克拥有一些怪异的观念，比如婚姻和科学不可兼得。虽然在生物学史上鲜有人记得他，但这位古怪而严肃的男士进行了一系列关键性研究，第一次揭示了地球上种类最为丰富的生命形式。

在 19 世纪后期，贝杰林克关注到一种阻碍烟草正常生长的疾病。贝杰林克是家里最小的孩子，父亲德克·贝杰林克是一个烟草经销商，因枯萎病害造成烟草减产而破产。这种烟草花叶病使烟草幼株脱色，叶子上出现一个独特的深浅相间区域，彻底减缓了成株的生长。作为一位微生物学家，贝杰林克必定心生挫败感，因为拖垮父亲生意的花叶病的致病源尚不清楚。尽管它像其他传染性疾病一样向外扩散，但经过显微镜分析后科学家没能发现病

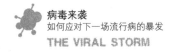
原菌。

贝杰林克好奇地用一个精细陶瓷过滤器对病株汁液进行强化过滤后，发现病株汁液传染健康植株的能力未减。在当时，细菌一般被认定是引发传染病的"嫌疑犯"，但因为细菌体积大，无法通过过滤器，所以贝杰林克认为肯定有其他东西引起了传染性疾病，尽管当时尚无人知晓，但它应该比所有已知的生命形式的体积都要小很多。

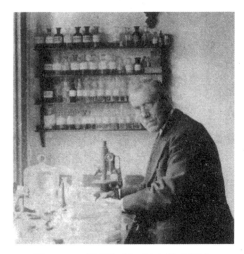

图1—1　马丁努斯·贝杰林克博士

19世纪末，贝杰林克意识到一种比细菌更小的生命形式会导致疾病，他将这一新型生物体命名为virus（病毒）[①]。这是一个拉丁语单词,意思是毒药。virus一词14世纪就出现了，但贝杰林克第一次将其与我们今天所说的这种微生物联系在一起[②]。

[①] 有些人认为德米特里·伊凡诺夫斯基（Dmitri Ivanovski）是病毒学之父，因为他比贝杰林克早6年做过类似的研究。但也许因为他不是首位为新型生物体（也就是病毒）命名的人，或者他没有像贝杰林克那样将自己的发现广为传播，所以大家一般不将病毒的发现归功于他。

[②] 除了进行一系列关键性研究成为第一位病毒猎手，为后来的病毒学研究奠定基础之外，对那些研究植物和细菌关系的学者来说，贝杰林克也是一位无名英雄。他的重要成就体现在发现了固氮作用：在豆科植物根部生活的细菌，通过一系列生化反应使植物能够获得氮，该反应关乎农业土壤的肥力。

有趣的是，贝杰林克将病毒称作"有感染性的、活的流质"，或者"可溶的活性介质"，认为它们在自然界可能以液态形式存在。这就是他用 virus，即毒药一词来表示其"流动性"的原因。直到后来科学家对小儿麻痹症和口蹄疫病毒进行了研究，才确定病毒是颗粒状的。

在贝杰林克时代，显微镜下显示出的全新世界向科学家们敞开了大门。通过显微镜和越来越小的过滤器，这些微生物学家开始了解至今仍令我们着迷的世界：一个人类凭感官无法捕捉到的世界，广阔无边，充斥着各种各样的微生物。

从病毒的角度看世界

我在斯坦福大学讲授一门叫作"病毒的生活方式"（Viral Lifestyles）的研讨课。课程名称意在激发修课学生的好奇心，也描述了设立课程的一个目的：让学生学会从病毒的角度看世界。为了了解病毒和其他微生物（包括了解它们如何引发流行病），我们首先需要用它们的语言来了解它们。

第一堂课我让学生们做了一个思维实验：设想自己有一副很厉害的眼镜，能够看到所有微生物。如果戴上这副魔力眼镜，那么展现在你眼前的将是一个新的、动感十足的世界。地板上熙熙攘攘，墙壁上喧嚣热闹。细小的微生物布满了所有物体的表面，包括你的咖啡杯、搁在你膝上的书和你自己的膝盖。而大一点的细菌本身也布满了体积稍小的微生物。

这种外来军团随处可见，实力最强的是那些个头最小的士兵。毫不夸张地说，这些最小的微生物已经渗透到地球的每一根纤维里。它们无处不在，难以避开，感染着构成我们生活世界的每一种细菌、植物、真菌和动物。它们是和贝杰林克在 19 世纪末所发现的同样的生命形式，是微生物世界里最重要的成员。它们就是病毒。

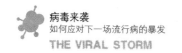

病毒由两种基本成分组成：基因物质 RNA 或 DNA，以及保护基因的蛋白质外壳。病毒自身缺乏生长或繁殖机制，所以依靠所感染的细胞存活。实际上，如果病毒要存活，就必须感染以细胞为基本结构单元的生物体。

病毒感染 病毒通过一种生物的"锁匙"系统（lock-and-key system）感染宿主细胞，不管宿主是细菌还是人类。每个病毒的蛋白质外壳包含一些分子"钥匙"，与一个目标宿主细胞壁上的一把分子"锁"（实际上叫"受体"）相匹配。一旦"病毒钥匙"找到了与之相配的那把"分子锁"，进入细胞的大门将会就此打开。然后病毒会抢夺宿主细胞的生长原料和能量，用于自身的生长和繁殖。

病毒也是已知的最小微生物。如果一个人可以膨胀到一座体育场那么大，那么一个典型的细菌就有场上的一个足球那么大，一个典型的病毒就有足球上的一块六角形花纹那么大。因此，虽然人类总是受病毒的影响，却花了好长时间才得以发现它们（见图 1—2）。

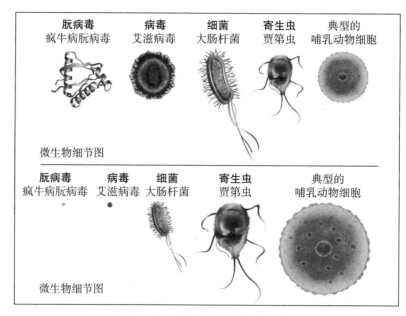

图 1—2　微生物细节图和比例图

病毒是种类最多的生命形式。但在 100 多年前，贝杰林克发现病毒的踪影之前，人类全然不知其存在。大约 400 年前，安东尼·列文虎克（Antonie van Leeuwenhoek）利用纺织商使用的镜片，制造了第一架显微镜，第一次观察到了细菌。这一发现意味着一个惊人的认知模式的转变，英国皇家学会（British Royal Society）4 年之后才承认，那些肉眼看不见的生命形式，并不是列文虎克制造的独特仪器上的人造物。

对肉眼看不见的生物的研究，进展极其缓慢。与数千年来其他一些主要的科学突破相比，人类最近才了解了大部分的不可见生物。例如，有关地球是如何运转的、其大致的体积大小、与太阳和月亮的大致距离，这些问题的关键要素，人类在大约公元前 100 年到公元 100 年之间就已经了解。对于理解我们在宇宙中的位置而言，这些都是相当先进的研究成果。到 1610 年时，伽利略已经用一架望远镜进行了首次太空观察。50 年后，列文虎克才制造出了第一架显微镜（见图 1—3 和图 1—4）。

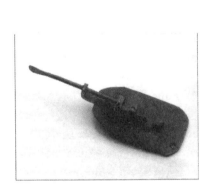
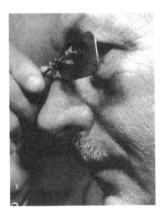

图 1—3　列文虎克 17 世纪所制显微镜的复制品　图 1—4　用列文虎克式显微镜进行观察

列文虎克的发现所意味的模式转变，其重要性怎么形容都不为过。人们意识到行星和恒星的存在已经有几千年了。然而直到几百年前显微镜发明之后，我们才知道有看不见的生命存在着，而且无处不在。对新的生命形式的发现，一直持续到今天。最新发现的生命形式，是非比寻常的朊病毒，其发

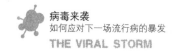

现者在 1997 年被授予诺贝尔奖。

> **朊病毒** 朊病毒是一种显微镜可见的奇怪品种。它不仅没有细胞，而且没有 DNA 或 RNA。DNA 或 RNA 是被地球上已知其他所有生命形式当作"蓝图"使用的基因物质。但是朊病毒依旧可以生存，并能够四处传播，引发疯牛病等疾病。

认为地球上再也不存在未知生命形式的观点是狂妄自大的。那些未被发现的生物最有可能来自肉眼看不见的世界[1]。

· · · · · · ·

我们可以将地球上已知生物大致分成两类：**非细胞生物**和**细胞生物**。在已知非细胞生物中唱主角的是病毒。而在地球上占统治地位的细胞生命形式是原核生物（prokaryotes），包括细菌及其姊妹体古菌。这些生命形式已在地球上生存了至少 35 亿年。它们种类繁多，加在一起在地球上所占生物量的比例，远远高于另一种更显眼的细胞生命形式：真核生物（eukaryotes）。真核生物包括我们熟悉的真菌、植物和动物。

另一种给生物分类的方式，是将其分为**肉眼可见生物**和**肉眼不可见生物**。因为我们的感官只能发现地球上相对大一些的事物，思考生物丰富性的视角就变得狭隘。事实上不可见生物才是地球上真正的主角，它们包括细菌、古菌、病毒以及很多显微镜下才能看见的真核生物。如果有先进的外星球物种降临到地球上，并以哪些生物构成地球生物多样性和生物量的主体为基础，编撰一部生物百科全书的话，那么其中大部分内容会介绍肉眼不可见的世界和原

---

① 在可能存在于地球而未被我们发现的生物里，最有趣的是没有 DNA 或者 RNA 的生命形式。其起源与我们有 DNA 或者 RNA 的生物完全没有交集。这些被称作"阴影生命"（shadow life）的生物体肯定是肉眼无法看到的。如果它们被发现了，可能被认为是外来物种。一些人认为，如果我们想在有生之年发现外来物种，最好是在地球上留意。

核生物。被我们一般认为是全部生物的真核生物只用薄薄几卷就可以被介绍完。不管怎样，人类在动物卷里最多占一个注脚，一个显眼的注脚，仅此而已。

描绘全球微生物多样性的探索才刚刚起步。仅以病毒为例，我们就能感受到未知世界有多大。一般认为每一个细胞生物是至少一种病毒的宿主。基本上只要生物有细胞，就能携带病毒。每一个藻类、细菌、植物、昆虫、哺乳动物都是如此。病毒栖息在一个肉眼完全看不到的世界里。

哪怕每个细胞生物物种身上只寄居一个特定的病毒，病毒也当仁不让地成为世界上已知生命形式中最为多样的。包括人类在内的很多细胞生物身上，寄居着各种各样不同的病毒。在海洋里、陆地上、地底深处，病毒随处可见。

已知病毒中最大的是 600 纳米长的米米病毒（Mimivirus），用肉眼仍然看不见。但世界上病毒的绝对数量之大，令人印象深刻。1989 年，来自挪威卑尔根大学（University of Bergen）的奥伊文·伯格（Oivind Bergh）及其同仁发表了一篇具有开创性的论文。科学家利用电子显微镜来计算病毒数量，结果在每毫升海水中共找到 2.5 亿个病毒颗粒。对地球上病毒生物量更为全面的测量结果，更大得令人难以想象。一项研究表明，如果地球上所有病毒头尾相连排成一列，那么这一病毒链的长度估计将达到 2 亿光年，大大超出了银河系的边缘。虽然人们经常视病毒为讨厌的刺激因素或者疫病，但实际上病毒所扮演的角色和施加的影响，远超出我们过去的了解——这是一个科学家刚刚有所认识的角色。

流行病大事记

THE VIRAL STORM

1989 年，来自挪威卑尔根大学的奥伊文·伯格及其同仁发表了一篇具有开创性的论文。科学家利用电子显微镜来计算病毒数量，结果在每毫升海水中找到了 2.5 亿个病毒颗粒。

· · · · · ·

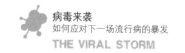
为了完成自己的生命周期，病毒不得不去感染细胞生物。但病毒并不一定总扮演起着破坏作用的有害性角色。和地球生态系统任何一个主要组成部分一样，病毒在维持全球生态平衡方面扮演着关键的角色。例如在海洋生态系统里，病毒每天要杀死 20%～40% 的细菌。这对以氨基酸、碳和氮形式出现的有机化合物的释放，起了关键性作用。虽然该领域的研究甚少，但人们大体上认为，病毒在任何生态系统里都扮演着"反垄断能手"的角色——有助于确保没有一种细菌物种能够称王称霸，因而促进了物种多样化。

病毒无处不在，如果将它们看成破坏者的角色，确实令人惊讶。深入的研究将可能揭示这些生物体具有的重大生态意义。对于许多被感染的生命形式而言，它们不仅是破坏者，也是施恩者。自贝杰林克发现病毒以来，有关病毒的研究绝大部分集中在致命性病毒上，这是可以理解的。这和尽管在众多蛇类中毒蛇只占极小的比例，我们却依旧掌握了很多有关毒蛇的知识是一样的原理。在本书第三部分思考病毒学的前沿课题时，我们将深入探究病毒的潜在益处。

病毒的传播策略

病毒感染所有已知的细胞生物群落。对病毒而言，不管是生活在地壳深处的细菌，还是人体肝脏细胞，细胞都只是一个生活和繁殖后代的场所。从病毒和其他微生物的角度来看，人体就是一个栖息地。如同森林为鸟儿和松鼠提供栖息地一样，人体为这些微生物提供了赖以存活的小环境。要想在这些环境中存活下来，就要面临各种各样的挑战。和所有生命形式一样，病毒彼此竞争以获取资源。

人体免疫系统持续向病毒施加压力，采取各种策略阻止病毒进入人体，或在病毒设法入侵人体后抓住它们、杀死它们。病毒一直面临选择：如果向外传播，就有被人体免疫系统捕获的风险；如果保持潜伏休眠状态，就可以自我保护，但会失去繁殖后代的机会。

我们以单纯疱疹病毒所致的普通单纯性疱疹为例，来阐释病毒为适应人体这一复杂的栖息地所面临的一些挑战。这些病毒在人体神经细胞中找到了庇护所。因为神经细胞在人体内享有特权和保护地位，免疫系统对其关注程度低于皮肤、口腔或消化道细胞。但待在神经细胞里一直不向外扩散的疱疹病毒只有死路一条，因此疱疹病毒有时通过神经节扩散到人脸上，引发病毒性的单纯性疱疹。此举为病毒的人际传播提供了一条路径。

病毒如何选择扩散时机，我们知之甚少，但它们肯定对所处环境变量进行了监测，并以此为决策依据。很多感染上单纯性疱疹的成年人知道压力可引发此病，一些人也能举出例子，说明怀孕似乎容易引起活动性感染。虽然还是猜测，但如果病毒在栖息的人体环境中，捕捉到严重的压力或是怀孕这样的线索，由此激活自身也并不奇怪。因为一方面，严重的压力显示有死亡的可能性，宿主的死亡也意味着病毒的死亡。这也许是病毒传播的最后机会。另一方面，怀孕为病毒传播提供机会：或者通过母亲分娩时生殖器与婴儿接触传染病毒，或者在婴儿出生后无法避免的亲吻中传染病毒。

在宿主间进行传染是感染源（infectious agent）的一种基本需求，令人难以置信的是，间日疟原虫居然有类似按日程行动这样的惊人之举。像间日疟原虫这样的寄生虫比单纯性疱疹病毒大好多倍，它们是像病毒和细菌一样的感染源，但属于真核生物类，因此与动物的亲缘关系最近。

间日疟原虫通过蚊子传播。在寒冷的地区，每年只有在昆虫孵卵的短暂夏季里，间日疟原虫才能季节性地感染蚊子，所以疟原虫不是全年都在消耗能量孕育子孙，而是大部分时间都蛰伏在人体肝脏内。但到了夏天，它就骤然苏醒，积极生儿育女并通过被感染人群的血液进行传播。虽然我们还不十分清楚是什么将疟原虫唤醒，但近期的研究显示，也许是蚊子本身的叮咬暗

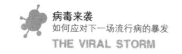
示扩散的季节到了。

病毒和其他微生物对传播时机的慎重选择与其他生物体没有差别。无论是热带果树选择结果时机，还是水牛选择交配时机，只要生物在合适的时机繁殖后代，成功率就会更高。这意味着生物准确选择繁殖时机的特性被保留下来并呈多样化发展。微生物如何在人体内选择传播时机，也是引发疾病的主要因素。

. . . .

大部分感染人类的微生物是相对无害的，但有些微生物有着惊人的致病力。病毒感染有时以普通感冒（由鼻病毒或者腺病毒引发）的形式出现，有时以天花这样的致命形式出现。

致命性微生物对进化生物学家而言一直是挑战，因为它们为了自身存活而依附于寄居地，却又对寄居地进行破坏，这是自相矛盾的习性。此举类似鸟儿破坏自己和后代生活的森林。演变过程主要发生在个体乃至基因层面。演变并非是事先预谋好的，而且没有什么能遏制病毒以这样死路一条的方式向外传播。不管最终受害者是病毒还是宿主，这样由病毒引发的绝种事件，无疑贯穿了我们与微生物互动的整个历史中。

从病毒的角度来看，更中心的问题是疾病对传播的影响。正如我们在引言中所知道的那样，每个感染源平均必须感染至少一个新的受害者来补偿每个消失的旧的受害者。这些旧的受害者或者死亡，或者身体恢复健康并彻底将微生物从体内清除。这是基本再生数原则，即 R_0。如果 $R_0<1$，微生物的扩散态势将会逐渐消退。因为微生物一般不能从一个宿主走向或者飞向另一个宿主，它们经常有预谋地变换宿主，帮助自身扩散。**从病毒的角度来看，人类的某种临床症状可以成为它们传播的一个重要途径**。微生物经常让我们咳嗽或者打喷嚏，借此经由我们的呼吸向外传播；让我们腹泻，借此通过地

方水源传播开来；让我们皮肤上生疮，经由人与人的皮肤接触而传播。以上例子清楚地告诉我们，为什么一个微生物会引发这些不良症状。

对一个微生物而言，既保证宿主活着，又能让自己繁殖后代，似乎是一项理想计划，一些微生物成功地实现了这一计划。人乳头状瘤病毒，即HPV，能感染50%性生活活跃的成年人。目前地球上约有10%的人群感染此病毒，患病人数高达惊人的6.5亿。虽然有几个HPV病毒株会引发宫颈癌，但大多数不会。宿主在感染了这些致癌的病毒株很多年后才会发病。即使目前预防致癌的HPV变异体的疫苗被广泛使用，无害HPV病毒株仍将持续大量地传播，对人类最大的影响，也不过是偶尔出现的不太雅观的疣。这些病毒传播很快但没有杀伤力，而有些微生物却是令人不寒而栗的杀手。

炭疽杆菌是一种感染牛羊类食草动物的细菌性病原体。它偶尔会感染人类，引发发病快且致死率高的炭疽感染。动物在吃草时摄入炭疽杆菌芽孢后，炭疽杆菌被激活，在动物体内迅速传播，动物往往即刻毙命。但是宿主的死亡并不意味着炭疽杆菌的寿终正寝，它利用已死宿主的能量资源进行大规模复制，又变回芽孢的形式。放牧食草宿主的草原上一旦有风吹来，芽孢就会四处传播，等待着新宿主的到来。就炭疽而言，病菌制造了生命力超强的芽孢，避免了自身随着宿主死亡的悲惨结局。

这种情况并不仅限于会制造芽孢的细菌。引发痢疾的霍乱菌和引发严重病毒性疾病的天花病毒，都会让宿主在几天或几周内送命。但在宿主送命之前，致命的临床症状会将数万亿微生物传播给潜在的新宿主。对人类而言不幸的死亡，却是微生物到达下一个宿主的唯一机会。

从微生物的角度来看，其对宿主的影响只能通过存活和繁殖能力来衡量。改变我们的肉体仅仅是个开端，一些微生物还会影响我们的行为，令我们在不自觉的情况下为它谋利。最明显的例子来自一种猫科动物寄生虫——弓形

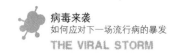

虫。虽然弓形虫能够传染人类、啮齿类动物等各种各样的哺乳动物，但除非落脚到一只猫身上，否则其无法完成自身生命周期。

如果这种寄生虫没能落脚在猫科动物身上，它会选择一种可怕却有效的回家路径。有研究曾详细记录下，它如何传播到毫无警觉的啮齿类动物的神经系统中，并入侵它们的大脑。一直对猫避之不及的老鼠，在感染弓形虫后有时会认为猫颇有吸引力。这种致命的吸引力会让老鼠必死无疑，也会使一个弓形虫包囊有可能在新感染的宿主内完成生命周期。那宿主，不消说，就是饱餐一顿的猫了。

真正的致命性疾病，必须在受害者感染后引发死亡的可能性和让受害者将疾病传染给其他人的传播成功率之间取得平衡。一般鱼和熊掌不可兼得。在宿主体内繁殖为很多微生物增加了向外扩散的机会，但也对宿主造成了伤害，因此微生物有时会使用全然不同的方式来制造人类灾难。有些微生物能让宿主长时间存活，以保证其有可能将微生物传染给多个受害者，比如人乳头状瘤病毒。也有些微生物能迅速干掉受害者并向外扩散，一天之内就传染给许多新的受害者，比如天花和霍乱病毒。

· · · · · · ·

一个极小的微生物有改变宿主肉体和行为的潜力，体现了一个运筹上的巨大成就。科学家对不同物种进行的基因组测序，令我们了解到让这些生物体发挥机能的基因蓝图的相对规模，使我们感受到微生物的成就有多么巨大。很多细胞生物的基因组规模数值能以数十亿来计算。比如人类大约有30亿组碱基对（也就是基因信息片段），玉米大约有20亿组碱基对。某些像人类免疫缺陷和埃博拉病毒这样使用 RNA 而不是 DNA 作为基因信息的病毒，平均只有1万组碱基对就能存活，生物的极简程度令人惊叹：它们如何用如此少的基因信息进行复制，甚至做出改变宿主行为这类相当复杂的事情？这真是令人困惑。

病毒能以如此少的基因发挥功效，靠的是用多种"计谋"来使微小基因组的影响力最大化，其中最高超的"计谋"之一是**重叠读框现象**（overlapping reading frames）。作为类比，我们可以找一首大约有 13 000 个字母的诗歌，比如艾略特的诗歌《荒原》（*The Waste Land*），诗中的字母数与埃博拉病毒的碱基对数差不多。当你阅读《荒原》时，能感受到其中的意义、节奏与指代，这些是我们一般希望文学作品能展现的特征。与此类似，埃博拉病毒的基因组也通过碱基对表达意义。组成基因的碱基对转换成蛋白质，使病毒能够进行繁殖与传播。《荒原》的第一节大约有 1 000 个字母。若从第 1 个单词的第 2 个字母开始念，并将其他单词的第 1 个字母移位，结果定是一场灾难。"April is the cruelest month"（4 月是最残酷的月份）变成了 Prili sthec rueles tmonth。没有任何意义。

我们现在来设想这样的情境：在第一首诗歌的第一节里嵌入了第二首诗，于是从第 1 个单词第 1 个字母开始的这首诗，与从第 1 个单词第 2 个字母开始的那首诗，都构成了流畅易懂的一节诗。再设想你将相同的诗从后往前阅读，相同的字母又构成了第三首隐藏的诗。病毒有着与此相同的精巧结构对诗人而言，能否像自然选择赋予病毒的能力一样，富有创造性地写出这样的诗歌是一个很大的挑战。有重叠读框能力的病毒，可以利用相同的碱基对串编码出 3 种不同的蛋白质，这种不可思议的基因组效率，令小小的基因组产生了巨大威力。

重叠读框现象仅仅是病毒适应所处世界的众多招数之一。也许对病毒来说更重要的，是它们产生新基因的能力。病毒拥有一个用于变身的"百宝箱"，最基本的变身是简单突变。没有生物体会世代保持一成不变的稳定性。一旦一个人体细胞或者一个细菌分裂生成子细胞，或者一个病毒在一个宿主细胞里复制，就会产生突变。这意味着哪怕是缺乏有性生殖的基因混合，子代也

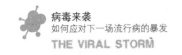

不会和亲代一模一样。但是，病毒将突变带到一个全新的水平。

病毒是已知生物体中突变率最高的。一些像 RNA 病毒这样的病毒群落，因突变率很高而设有一个阈值，任何超过阈值的突变都会令其崩溃，因为突变造成了关键机能的损失。尽管很多突变对新病毒不利，但由于亲代病毒制造了大量子代病毒，使得一些基因突变成功的概率，以及个体性状胜过亲代病毒的概率增加了。病毒成功入侵宿主免疫系统，成功抵御新药，以及有能力跳向一个全新的宿主物种的机会也都随之增加了。

中学生物老师告诉我们，生物体要么是有性繁殖，要么是无性繁殖。但病毒和其他微生物交换基因信息的方式，使我们对早期的教科书提出了疑问。当两种不同的病毒感染了同一个宿主时，它们时常会感染同一个细胞，为基因交换提供基础条件。在这种情况下，病毒有时制造镶嵌体子代病毒，一部分基因来自其中一种病毒，而完全不同的那部分基因则来自另一种病毒。在基因重配的情况下，子代病毒所有基因都由不同种类亲代病毒互换构成。在重组过程中，一种病毒的基因物质交换给另一种病毒，两种病毒的基因混合，促使病毒以迅速而激烈的方式创造新病毒。和突变一样，新的子代病毒拥有了新的结构，偶尔可以帮它们存活下来并向外传播。

THE
VIRAL
STORM
THE DAWN OF A NEW
PANDEMIC AGE

小结

我们对微生物仍旧知之甚少。这一肉眼看不见的巨大世界对于地球和人类而言甚为重要，可我们并不了解它。我们已经发现了地球上绝大多数的动植物，但我们仍会定期发现全新的微生物。有关动物、植物、土壤和水系中微生物多样性的持续研究，展示了巨大冰山的一角。这些研究中采集的几百万个样本，将加速我们对生命的了解。这些知识有助于促进新型抗生素的研制，也将有助于我们预防下一个流行病。微生物世界是地球上最后一块能发现未知生物体的"新大陆"。

狩猎，加速病毒的跨种群传播

我一把擦掉眼前的汗水，拨开路上多刺的枝桠，侧耳倾听野生黑猩猩们的叫声。在乌干达的基巴莱森林，我和同事们已经对它们进行了 5 个小时的追踪。3 只大块头雄性黑猩猩突然噤声，意味着麻烦来了。有时候，这样的沉默是一种先兆，预示着它们将凶残地突袭毗邻的地盘，杀死同性对手。受害者也可能是科学家，所幸那天黑猩猩并未向我们开战。

当我们一组人来到一小块空地时，看到一群红疣猴在无花果树上吃着果子嬉戏玩闹，没有意识到大祸临头，而黑猩猩们似乎在无声地彼此交流着什么。两只雄性黑猩猩悄悄爬上了附近的两棵树。第三只黑猩猩明显是领头的，只见它使出声东击西的伎俩，朝红疣猴们大声尖叫，并"嗖"地一声蹿上树。猴群立刻骚动起来，猴子们纷纷逃下树去，落在了另两个"猎手"的眼皮底下。一只黑猩猩捉住一只小猴子，一跃下地，跟同伙们一起享用起战利品来。

黑猩猩们大快朵颐之时，我脑海中进出一连串的想法：团队性、策略性、灵活性。所有这些行为特征与人类如出一辙。的确，这就是人类研究黑猩猩

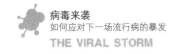
的原因。

虽然科学文献的严谨性不允许我们在科技期刊论文中陈述这一点，但现实似乎再清楚不过了：首先，这些黑猩猩集体行动，有策略地向猎物发起协同攻击。其次，领头的黑猩猩向猎物发动噪音攻击，尽管减少了自己捕获猎物的机会，但它明白此举增加了同伴的成功概率，显示出其进攻方法的策略性。最后，不管是谁杀死猎物，大家共同享用美味。这正是人类每天表现出来的行为方式。

目睹黑猩猩撕咬猎物的画面，我也突然意识到，这些人类的肉食亲戚就这样接触到了猴血和内脏，使微生物获得了理想的传播机会。

灵长类近亲给予的启示

研究与我们血缘关系最近的现有灵长类动物，为我们提供了从遗传学、社会学和其他视角更好地理解人类自身的机会。虽然研究野生灵长类动物得出的结论并不完美，但我们依然庆幸有这条研究路径。因为化石固然珍贵，却只是碎片式的记录。人类钟爱我们是精选物种的观点——在动物王国子民中我们是独一无二的。不过，这样的断言需要高水准的证据加以支撑。如果我们的猿类表亲们也拥有这些特征，那么也许根本没有"独一无二"这回事。

例如，如果人类想知道自己是否独自进化出狩猎或分享食物的能力，那么我们可以关注黑猩猩和波诺波黑猩猩，看看它们是否有同样的行为。如果有，那么奥卡姆剃刀定律（Occam's razor，即简单有效原理）应该指引我们得出结论：我们因共同的遗传而拥有共同的特征。如果说我们在完全相同的谱系里，经过两三次进化获得集体狩猎的能力，这一解释还不如下面的表述来得简单：人类和猿类的共同祖先在人类分化出来之前，已经学会了打猎[①]。人的某种特征很有趣，并不表示它就是人类独有的。毋庸置疑，很多人类特征都有着古老的起源。

人类某些弥足珍贵的特征实际上不是独一无二的，而是人类和其他动物共有的。一些人对以上的科学发现有着几乎本能上的反感，但科学研究的目的不是发现令我们感到舒服的事物，而是要揭示其本来面目。从另一个视角来看，人类与其他动物共有一些特征，有助于让我们的孤独感减少、与地球上其他生命的联系增多。

奥卡姆剃刀定律不仅可以被用来指导解释我们的行为，每一个器官、每一个细胞类型和每一种传染性疾病，都可以作为人类与近亲动物比较的新视角。它们是人类独有的，还是存在于跟我们处于进化树同一分支上的多个其他物种里？通过仔细研究人类以及与我们亲缘关系最近的现有动物，我们至少有可能着手梳理历史的诸多谜团，确认哪些特征是人类独有的，哪些不是。先前认为使用工具和发动战争是人类独有特征的观点已经被推翻，新的研究发现黑猩猩也有同样的行为。其他被认为是人类独有的那些特征是否也会被否定掉，留待下一步的科学研究。

值得庆幸的是，人类有在世的近亲可以观察。属于灵长类动物谱系这一分支的猿类，包括人类、黑猩猩、波诺波黑猩猩，以及大猩猩、猩猩和研究成果最少的猿类——长臂猿。过去的100年对猿类骨骼的研究，为我们提供了一份关于猿类所有成员历史关系的粗略的指南图。而近10年来大量来自这些动物的基因数据，进一步丰富了图景的细节，显现出灵长类动物间关系的清晰模式。遗传学家们围绕图2—1这样的谱系树来研究基因数据，并发

---

① 遗憾的是，用诸如牙齿磨损和碳印这类实际的化石证据来回答这些问题，也还是不能做到尽善尽美。这些证据显示，和黑猩猩和波诺波黑猩猩一样，大约180万年前人类祖先主要吃植物来源性食物，但肉食无疑是饮食的一部分。已发现有骨头上留有工具所伤的疤痕，距今超过300万年；牙齿化石磨损痕迹显示，约200万年前人类祖先就大量吃肉了。

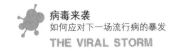
布信息，这些信息有助于生动地描述猿类关系发展的来龙去脉。

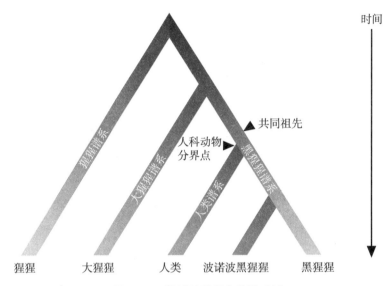

图2—1　描述猿类进化的谱系树

研究显示，人类与黑猩猩和波诺波黑猩猩的亲缘关系最近。其他猿类（大猩猩、猩猩和长臂猿）与人类差异甚大，因此算是我们人类-黑猩猩-波诺波黑猩猩群落的远房表亲。鉴于这样的亲缘关系，有科学家提出一个新观点，认为人类最好被视为第三种黑猩猩（the third chimpanzee）。有关这一理论的详细阐述，见贾雷德·戴蒙德（Jared Diamond）的同名专著。

波诺波黑猩猩曾被认为是小型黑猩猩，但现在科学家承认它是完全独立的一个物种，不过与黑猩猩颇有渊源。波诺波黑猩猩只居住在中非刚果河南岸，而黑猩猩只居住在北岸。虽然波诺波黑猩猩和黑猩猩看上去很像，但在被刚果河分隔两地之后，它们走上了不同的进化之路，行为和生理机能出现了相当显著的差异。科学家推测，黑猩猩谱系和波诺波黑猩猩谱系大约在一两百万年前分道扬镳。这一分离发生在我们人类和这些表亲们分离之后。人类在距今大约 500 万 ~700 万年间就分离出来了。

　　这一研究帮我们锁定了一个角色，它在人类进化中起到了十分关键且富有开创性的作用。人类学家称它为最近共同祖先（the most recent ancestor），我将其简称为**共同祖先**（common ancestor），它是大约 800 万年前在中非生活着的一种猿，人类、黑猩猩和波诺波黑猩猩都是其后代。

　　我们可以利用简约法则和简单的常识，仔细想象一下这位共同祖先。它浑身长满体毛（见图 2—2），可能像黑猩猩和波诺波黑猩猩一样大部分时间都待在树上。它生活在中非，饮食以水果为主，无花果科的热带水果可能是其主食。如果我们研究过这种猿类，必能从它那里了解到一些重要的事情：我们未来将会发生什么？什么样的变化正在酝酿之中？有件事必然影响我们和传染性疾病未来关系的发展，那就是在这种动物身上出现的一种新趋势：渴望并有能力狩猎和吃肉。

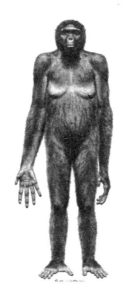

　　它是一只生活在 440 万年前的雌性始祖地猿，是人类和黑猩猩的最近共同祖先的代表。

图 2—2　一位艺术家心目中共同祖先的形象

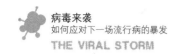

· · · · · · ·

我们早已获悉人类和黑猩猩都有狩猎本领。最早的记载出现在 20 世纪 60 年代早期，英国灵长类动物学家珍妮·古道尔（Jane Goodall）对野生黑猩猩行为进行了开创性研究。她的记载显示，在坦桑尼亚的贡贝国家公园，野生黑猩猩有猎食动物行为。在古道尔从事研究以及日本同仁们在坦桑尼亚马哈尔地区开展一组相关研究之前，我们对野生黑猩猩的行为知之甚少。黑猩猩会狩猎的研究成果震惊了人类学家，他们中的很多人相信人类与黑猩猩分化之后才出现狩猎行为、狩猎行为使人类步入与黑猩猩不同的进化之路。

从那以后，科学家们在贡贝和马哈尔开展的深入研究，以及近期几个有关野生黑猩猩群落的研究，都强化了我们对肉类在黑猩猩饮食中重要地位的理解。虽然黑猩猩捕捉猎物多靠运气，但他们的行为并非毫无目的。黑猩猩能够捕获森林里的羚羊和其他猿类（甚至人类），但它们多半锁定关键的几种猴子作为猎物。它们的狩猎行动不仅具有合作性和策略性，也卓有成效。

20 世纪 90 年代，灵长类动物学家克雷格·斯坦福（Craig Stanford）着手研究红疣猴。但由于大量红疣猴死于黑猩猩之手，他转而研究黑猩猩如何捕捉红疣猴，以及捕食红疣猴的原因。他发现黑猩猩捕捉红疣猴的战绩如此辉煌，以至于整个红疣猴的社群结构都受到黑猩猩当年捕捉模式的影响。据他统计，一些捕捉行动最成功的黑猩猩群落，一年就能捕获近 1 吨猴肉。随后，科学家对生活在西非的一些黑猩猩群落的研究显示，黑猩猩甚至会在狩猎中使用工具。它们用树枝制成长矛，戳死藏在树洞里的猎物。

并非只有黑猩猩会打猎。有关波诺波黑猩猩的研究，受阻于刚果民主共和国境内持续的战争和基础设施的匮乏。该国是世界上唯一有野生波诺波黑猩猩种群的国家，近年来科学家开始深入考察这些种群的生活。近 10 年的研究表明，波诺波黑猩猩跟它们的表亲们，也就是黑猩猩（和人类）一样，积极从事狩猎活动。一些来自波诺波黑猩猩栖息地的研究表明，其肉食消费水平不亚于那些有记载的黑猩猩。

与人类、黑猩猩和波诺波黑猩猩相比，在对我们的远亲，大猩猩、猩猩和长臂猿的研究中，鲜有迹象表明它们吃肉，也没有证据显示它们从事狩猎活动。一些远亲似乎偶尔会食用腐肉，但这种情形相当少见。对以上证据加以综合后我们发现，狩猎行为出现在人类谱系与黑猩猩、波诺波黑猩猩的谱系分道扬镳之前的某个节点。大约生活在距今 800 万年前的共同祖先可能捕食所有在森林栖息地中能够捉到的猎物，包括猴子。

这些共同祖先出现狩猎行为，无疑具有很多好处。因食用猎物而增加的热量摄取对一个主要食用水果和树叶的物种来说，肯定大有裨益。在一个食物供给始终处于波动状态的环境中，猴子作为定期的食物供给，增加了食物来源的稳定性。狩猎行为也为日后向拥有不同食物种类的地区迁移提供了可能，这一问题我们还将在第 3 章里加以阐述。虽然首批从事狩猎行动的祖先从中受益，但从获得新的、有可能致命的微生物的角度来看，狩猎显示了某些不可否认的风险——这些风险在未来几百万年一直对后代子孙们有着深远的影响。

· · · · · · ·

狩猎这种脏乱血腥的行动，为感染源在物种间传播提供了所有条件。我们的早期祖先那时也可能会与其他物种发生小碰擦，导致身上出现小裂口、擦伤或咬伤——这与猎杀行动直接导致两个物种的强烈接触相比，不值一提。

那天在基巴莱森林里，我们目睹黑猩猩们享用红疣猴盛宴。那场景就是一个活生生的例子，表明两个物种之间的界限已然模糊。黑猩猩食用和传播猴血及内脏的方式，正好创造了理想的环境，令猴身上的所有感染源都扩散

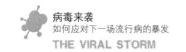
到黑猩猩身上。血液、唾液和粪便溅到黑猩猩身体的开孔处（眼睛、鼻子、嘴巴以及身上所有疮口或者伤口），为病毒直接进入身体提供了良机。黑猩猩捕食各种各样的动物，就会广泛接触到各种新型微生物。这一情形大约在 800 万年前就出现在我们祖先身上，在我们的世界里永久地改变了我们与微生物互动的方式。

虽然我们还只是初步了解微生物在生态系统里的流动，但有关有毒物质的广泛研究，向我们提供了其运行过程的观点。微生物跟有毒物质一样，有适应不同层级食物链的潜能，这一过程被称作**生物放大作用**（biological magnification）。

很多孕妇意识到，怀孕期间食用某些种类的鱼是有风险的。这一健康预警源于某些化学物质在食物链中流动的知识。在复杂的海洋生物链中，小甲壳动物被大一点的鱼吃掉，大一点的鱼又被更大的鱼吃掉……食物链如此这般运行，一直到达最顶端，即最高级别的捕食者。作为狩猎者，它永远不会成为猎物。甲壳动物从周围环境吸收了诸如汞之类的一些有毒物质，捕食甲壳动物的鱼体内积累了很多这样的有毒物质，而捕食小鱼的大鱼体内积累的有毒物质更多。食物链层级越高，所积累的有毒物质浓度就越高。因此，像金枪鱼这样处于海洋生物食物链最高级别的捕食者，其体内有毒物质浓度之高，足以对胎儿造成潜在威胁。

同理，在食物链中处于较高级别的动物与较低级别的相比，其体内一般具有更丰富的微生物多样性。就像汞在鱼体内积累一样，动物体内积累着微生物。我们可以将这一过程视为**微生物放大作用**（microbial magnification）。约 800 万年前人类祖先从事狩猎活动时，他们在自己的环境中改变了与其他动物接触的方式。此举不仅意味着他们增加了与猎物的接触，也意味着增加了与猎物所携带微生物的接触。

艾滋病毒源于黑猩猩的捕食

自人类免疫缺陷病毒被发现以来，其引发的死亡和疾病病例数量之多，是以前难以想象的。作为流行病的艾滋病，其影响已经波及世界上每一个国家。即便今天有了控制引发艾滋病的抗病毒药物，该病毒依然在四处传播。最新统计显示，艾滋病感染人数逾 3 330 万人。从贫穷和是否使用避孕套，到是否有给孩子行割礼的习俗，艾滋病在当代社会里的传播牵涉了一系列决定因素。现在艾滋病已经有了经济和宗教上的意义，吸引了来自哲学家和社会活动家的评价和讨论，但以前的情况并非如此。

人类免疫缺陷病毒的历史可追溯到一个相对简单的生态互动：中非的黑猩猩捕食猴子。虽然人们一般认为人类免疫缺陷病毒的传染源头出现在 20 世纪 80 年代的某个时候，但其实在 800 万年前我们猿类祖先开始从事狩猎活动时，故事就拉开帷幕了。

流行病大事记
THE VIRAL STORM

人类免疫缺陷病毒的历史，可追溯到一个相对简单的生态互动：中非的黑猩猩捕食猴子。在 800 万年前我们猿类祖先开始从事狩猎活动时，故事就拉开帷幕了。

更准确一点来说，人类免疫缺陷的故事始于中非的两种猴子，即红顶白眉猴和大白鼻长尾猴。很难看出它们是处于全球艾滋病大流行中心点的罪魁祸首。但倘若没有它们，就不会发生艾滋病大流行。红顶白眉猴是一种小猴子，脸颊发白，头顶有一撮红毛（见图 2—3）。它是一种群居的社会性动物，约 10 只为一群，饮食以水果为主。它被列为易受伤害物种，种群数量受到威胁。大白鼻长尾猴是一种微型猴，是旧大陆①体型最小的猴子之一（见图 2—4）。它以小群体形式生活，每个小群落里有一只雄猴和多只雌猴。它能够根据所遇到的不同捕食者，发出不同的报警叫声。这两种猴子的一个共同点，是它们

---

① 指在哥伦布发现新大陆之前，欧洲认识的世界，包括欧洲、亚洲和非洲。——译者注

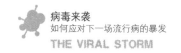
都自然感染上**猴免疫缺陷病毒**（simian immunodeficiency virus, SIV）。每只猴子各自拥有这一病毒的特殊变异体，这可能是它和它的祖先们携带了几百万年的病毒。它们的另一个共同点，是都被黑猩猩视为美食。

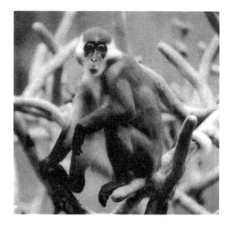

图 2—3　红顶白眉猴

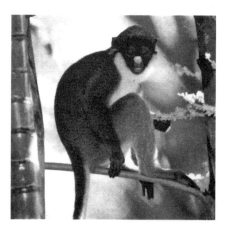

图 2—4　小白鼻长尾猴

猴免疫缺陷病毒是一种逆转录病毒，这意味着它们与地球上大多数生命形式不同。一般生命形式将存录在 DNA 上的遗传信息转录生成 RNA，进而转换成组成人类所有食用肉类的蛋白质构件。SIV 病毒的信息流反方向运行，因此被叫作"逆转录病毒"。

> **逆转录病毒**　逆转录病毒在 RNA 上存录遗传信息，在能够将自己插入宿主的 DNA 之前，将其转录成 DNA。之后逆转录病毒按生命周期运行，创造自己的子代病毒。

很多非洲猴子都感染了 SIV 病毒，包括红顶白眉猴和大白鼻长尾猴。虽然鲜有这些病毒对野生猴子影响的研究，科学家们猜想它们对猴子基本无害。但当这些病毒从一个宿主物种转移到另一个宿主物种上时，就会变成杀手。

2003 年，我的研究合作者比阿特丽斯·韩（Beatrice Hahn）和马蒂纳·皮特斯（Martine Peeters）及其同仁，公布了解密黑猩猩 SIV 病毒进化史的研究成果。过去 10 年里，韩和皮特斯努力研究，绘制 SIV 病毒进化路径，获得了成功。2003 年的报告表明，黑猩猩 SIV 病毒实际上是一种镶嵌体病毒，由红顶白眉猴 SIV 基因片段和大白鼻长尾猴 SIV 基因片段组成。因为 SIV 有重组，即交换基因成分的潜能，这一成果表明病毒不是来源于早期的黑猩猩祖先，而是从猴子身上跳到黑猩猩身上的。

一个颇有影响力的想法是将一只黑猩猩猎手想象为**零号患者**（patient zero）——其物种中第一位感染上新病毒的某一个个体。也许就在同一天里，它从捕获的猴子身上迅速感染上这两种病毒；也许在早些时候白眉猴病毒已经迁移到黑猩猩身上，通过黑猩猩交配而扩散。零号患者从其他黑猩猩处传染上白眉猴病毒，随后通过狩猎活动感染上长尾猴病毒；也许黑猩猩在狩猎中感染了白眉猴病毒和长尾猴病毒，两种病毒在它身上各自生存了一段时间，在最后关头发生了基因重组。不管病毒采用何种路径进行跨物种传播，在某一时刻，一只黑猩猩身上兼有长尾猴病毒和白眉猴病毒。两种病毒进行了基因重组，彼此交换了基因物质，创造了全新的镶嵌体变异病毒。这种子代病毒既不是长尾猴病毒，也不是白眉猴病毒。

这种杂交病毒能够以单个长尾猴病毒和单个白眉猴病毒无法进行的方式存活下来，并在大范围的黑猩猩群落中蔓延。从最西边的科特迪瓦共和国（The Republic of Cote divoire）一直到 20 世纪 60 年代珍妮·古道尔从事研究工作的东非地区，都有黑猩猩感染上病毒。现在以危害黑猩猩而闻名的这一病毒[①]已在黑猩猩群落里驻留了很多年，在 19 世纪晚期或者 20 世纪早期某个时候，从黑猩猩身上跳到人类身上之前。一切都源于黑猩猩的狩猎活动。

---

① 病毒学家马蒂纳·皮特斯和比阿特丽斯·韩，在携手其他同仁向我们揭示 SIV 病毒是两种猴子病毒的重组之外，也通过对感染上 SIV 病毒的黑猩猩长期监测后指出，黑猩猩也像人一样，最后会因感染该病毒而致病。

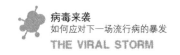
猎杀：病毒传播的高速公路

对于大多数人而言，他们吃的肉是以干净并包装好的样子出现，并直接被放进冰箱里的。宰杀动物发生在遥远的农场或工厂，我们从未见过，也很难想象。我们很少目睹到几天前还活着的动物的鲜血和体液。因为狩猎和屠宰动物要经历一个混乱肮脏的过程，我们不想看到，甚至不愿想起。我们只想要处理好的肉块。

在刚果民主共和国和马来西亚乡下，与猎杀野生动物的人们一起工作的日子里，我从未完全适应食肉之前必需的准备程序。我们理所当然地认为，只需将一具动物尸体上的皮毛剥去，并将肉和分布在动物体内支撑其运动的多块骨头相分离。我们忘记了为得到处理好的肉块，动物身体的很多部分会被如何处置，包括肺、脾脏和软骨等。目睹棚屋脏兮兮的地板或者狩猎营地铺满树叶的地上进行着的屠宰场面，看到沾满鲜血的手将动物大卸数块，听到一块块丢弃的肉和骨头敲击地板的声响，这一切令我震惊不已，也有助于提醒我思考整个事件的微生物意义。

我们倾向于将性或生育之类的事视为亲密举动，因为这些行为将个体以正常互动无法企及的方式联系在一起。但从微生物的视角来看，狩猎和屠宰代表着终极亲密行为。这是将一个物种和另一个物种身上的所有组织，连同栖息在每一个物种上的特定微生物都连接起来的行为。

我们在厨房里处理肉类，与人类祖先 800 万年前从事的狩猎和宰杀行为并不一样。虽然这些最初的狩猎和宰杀事件已经消失，但我在基巴莱见到的黑猩猩们一起享用红疣猴的场景可能与它们有很多共同点——强势的雄性黑猩猩一只手压着猎物，一只手和牙齿撕开皮毛和外层肌肉寻找内脏。我看到黑猩猩将猴内脏握在手上，鲜血浸透了它的皮毛（见图 2—5）。对从一个物种迁移到另一个物种上的新型微生物来说，再也找不到比这更好的环境了。

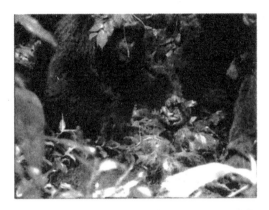

图2—5　黑猩猩正在享用的猎物是一只红疣猴

　　虽然我们仍旧猎杀动物，但行动的方式和准备肉食的方法，已与以往大相径庭。人类和黑猩猩的早期祖先缺乏加热食物的能力，缺乏屠宰动物的工具，当然也缺乏口腔清洁意识！猎物携带的微生物会以狩猎出现之前不曾有过的方式传染给狩猎者，无论是通过一块猴子断骨造成的伤口，还是狩猎者嘴上的疮口，或者是他手臂上的一个切口。狩猎行为从根本上改变了狩猎者在自己世界里接触微生物的方式。这些微生物生活在与狩猎者共享森林的猎物体内，很多还保持着相对孤立的状态。狩猎行为对我们800万年前的祖先来说，是里程碑式的重要事件，对人类微生物世界而言，也具有同等重要的地位。

流行病大事记
THE VIRAL STORM

狩猎行为从根本上改变了狩猎者接触微生物的方式，让微生物以更直接、更便捷的方式跳到狩猎者身上，这对我们800万年前的祖先来说是里程碑式的重要事件，对人类微生物世界亦然。

· · · · · ·

　　在一个生态系统里对动物进行比较有很多方法：我们可以绘制它们的食物的多样性、栖息地的多样性和平均一年里的活动范围，我们也可以考虑其所携带微生物的多样性，我称之为**微生物库**（microbial repertoire）。

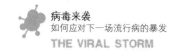
> **微生物库** 每个物种都有一个特定的微生物库，里面包含病毒、细菌和寄生虫这些能将该物种视为家的所有不同种类的微生物。虽然某物种里的一个动物在某一时刻不可能携带微生物库里的所有品种，但这一术语可以作为一个概念性工具来测量物种的微生物多样性——所感染微生物的范围。

以微生物库作为衡量标准，不同物种间差异很大。猎杀行为并不是微生物在物种间移动的唯一路径，没有猎杀行为的物种仍然定期接触其他物种携带的微生物。吸血昆虫就为微生物迁移提供了重要途径。例如蚊子经常吸取各种动物的血，在生态系统内充当一个有效的物质载体，让微生物搭便车在物种间移动。同样，接触到其他动物的排泄物——不管是直接接触还是通过水介质的非直接接触，也在生态系统里提供了重要连接，使微生物迁移到基本上与它们分处于不同世界的其他宿主物种上。

不过，蚊子和水在两个宿主间修建的是羊肠小道。蚊子不是注射器，而是拥有自身免疫系统的完全有机能的动物。即便存在有本事躲避蚊子防御机制的微生物，也只是血液里的微生物。同理，水一般运载那些寄居在消化道里的微生物。狩猎和宰杀则是在修建一条高速公路，直接让一个狩猎物种与其猎物体内所有组织里的微生物相连接。

当我们的祖先开始猎杀动物时，他们将自己置于一张巨大的微生物网络的中心：无论是蝙蝠大脑中的一个病毒，啮齿类动物肝脏内的一条寄生虫，还是灵长类动物皮肤上的一个细菌，这些不同物种的微生物世界，突然在共同祖先身上交会了，使它们（最终是我们）携带的微生物种类发生了变化。

狩猎行为的出现对共同祖先和其后代微生物库的影响，延续了数百万年。当共同祖先谱系发生分离后，多种物种（黑猩猩、波诺波黑猩猩和人类）出现，每一个物种都拥有狩猎能力。这些物种体内积累着各自猎物传染的很多新型微生物。有时这些物种在互有交集的寄居地发生冲突，交换微生物的现象就会发生。此举会给两个物种都带来严重后果。

· · · · · · ·

人类主要关注自身健康，因此我们经常忘记跨物种传播不是单行道。这令我想起在乌干达基巴莱森林中对黑猩猩进行研究时，一些令我记忆犹新的细节。一天下午，当地村民来我们研究营地求助。村民们解释说，一只黑猩猩抓住一个小婴儿，并且将试图保护婴儿的哥哥咬成重伤。大家后来再没有看见那个婴儿，料想是被黑猩猩吃了。我们跟着去了村子，亲眼所见证实村民们所言非虚。讨厌的伤疤留在小男孩上臂，永远提醒他曾经历的悲惨一幕。

这件事促使我更仔细地思考黑猩猩的狩猎行为，随后与同事们的分析揭示了这不是个案，早在 20 世纪 60 年代就有类似事件的报道。虽然不是普遍行为，但黑猩猩会将人类，通常是婴儿当作捕食目标，尤其是被在农场干活的妈妈留在森林边上的那些婴儿。尽管令人不安，但黑猩猩偶尔会猎食人类的观点并不令我惊讶。从一个黑猩猩的角度来看，一只红疣猴、一只羚羊和一个婴儿都代表合乎情理的潜在猎物。同样，虽然人类偶尔遵守食物禁忌，但我们狩猎多凭运气，一般会食用环境中所有种类的动物。无论是亲缘关系相近的猿还是较远的羚羊，都代表着对身体至关重要的卡路里，黑猩猩和人类不会放过它们。

黑猩猩猎捕人类和人类猎捕黑猩猩的事实，对两个物种的微生物库都产生重要意义。自共同祖先开始狩猎后，这两个血缘相近但具有生态差异的物种，通过狩猎和其他途径在体内积累不同种类的微生物。关键是他们有时会交换微生物，我们将在以后的章节里探讨这一交换的一系列复杂性。

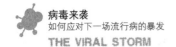

THE
VIRAL
STORM
THE DAWN OF A NEW
PANDEMIC AGE

小结

人类谱系从断裂、分离，到几近灭绝，随后凭借农业和动物驯养强势回归，之后还出现了环球旅行和输血这样的行为。其间人类与猿类表亲的联系，将一直以令人惊讶的方式对人类微生物库产生重要影响。正如我们将探讨的那样，在一些最重要的人类疾病里，黑猩猩和其他猿类被视为拼图中被忽略的那一块，人类和黑猩猩密切联系后产生的影响，如今还在延续。一个是在中非生活和捕猎各种动物的黑猩猩，一个是迅速拓展疆域并建立全球性互联关系的人类。两个灵长类近亲将被证明是一个重要的联盟，这就是对付流行病的秘方。

微生物净化使人类更脆弱

我们知道雨林就在附近，但此时这个地方似乎不太对劲。我们在乌干达伊丽莎白女王国家公园里驱车好几公里，穿越仿佛无边无际的热带大草原，只看到了十几棵树，还不是生长在热带雨林里的那些树种。这些树孤零零地立着，树形低矮，树冠宽阔，全然被无边的干草吞没了。三五成群的斑马和特有的乌干达水羚羊点缀在干草间。但这样的景致不像孕育雨林的地方，当然也不像黑猩猩的栖息地。这片天地太空旷、太干燥，就是一片热带大草原。但当我们登上一块高地，雨林赫然映入眼帘：一片枯黄的草海里镶嵌着一条巨大的绿色地带——卡亚姆布拉大峡谷（Kyambura Gorge，见图3—1）。

这样的大峡谷虽非独一无二，但也颇不寻常。发源于大约几百公里以外雨林的一条河流从大草原中部穿过，造就了一个独特的小气候——嵌在干旱之地上的一条湿润地带。雨林中的树木和依靠树木存活的动物慢慢顺着这条湿润带朝下游迁移。这一过程历经数万年，现在当你坐在伊丽莎白女王公园的热带大草原之中时，目光所及之处是一片葱郁的热带雨林，以及黑猩猩。

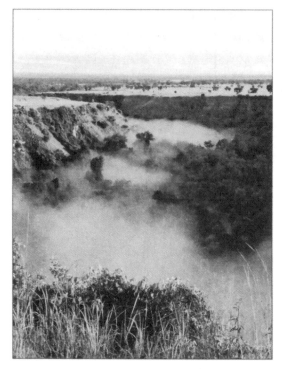

图3—1 卡亚姆布拉大峡谷

这个峡谷是一个独特的交汇点。对当代研究者来说，它提供了一条追踪黑猩猩的便捷之路。只要顺着畅通无阻的峡谷驱车前行，我们就能循着黑猩猩的叫声，深入峡谷找到它们。这比在密林中徒步追赶黑猩猩可容易多了。对黑猩猩而言，大峡谷意义非凡。一般黑猩猩的栖息地边缘极少有草原，而卡亚姆布拉这样的河谷，沿着一个相对典型的黑猩猩栖息地，有绵延数公里的热带大草原。因此，这里的黑猩猩就比其他雨林里的同类有更多机会开发和利用草地。它们的确使用了这片大草原。一些黑猩猩群落喜欢长时间逗留在大草原，甚至捕食草原上的动物。

在黑猩猩和波诺波黑猩猩谱系与人类谱系分离后的某个时刻，人类祖先步入一条令他们与共同祖先的生活方式渐行渐远的轨道，其间发生了一系列变化。坐在卡亚姆布拉大峡谷边上，很难不去考虑其中最显著的一个变化：

人类如何从一种主要以森林为生存地的动物，转变成为有能力在草原中生活并利用草原的动物？虽然对事件发生的顺序我们还有些弄不明白，但人类祖先肯定在某一时间点开始进驻热带大草原。这一迁移最终改变了他们的微生物库和自己的未来。

人类微生物库缩减的几大因素

作为当代人类，即使想到黑猩猩和波诺波黑猩猩，我们也一般将它们视为不起眼的物种。它们固然是有趣的动物，教给我们很多有关人类进化史的知识。不过它们已是濒危物种，生活在处于边缘地带的森林里，不会与人类相抗衡。尽管听上去可能令人震惊，但情形并不一直是这样。如果我们能看到几百万年前的世界，即大约是人类谱系与黑猩猩 / 波诺波黑猩猩谱系分离的那个时候，就会发现世界的面貌跟现在大不一样。600 万年前，世界是属于猿类的。

当今世界有超过 60 亿人口，约 10～20 万只黑猩猩和 1 万只波诺波黑猩猩。人类的足迹已经遍及地球的每个角落，而所有野生黑猩猩和波诺波黑猩猩的活动范围仅限于中非。我们得想破脑袋去设想一个人类是少数民族的世界。然而在距今约 1 万年的农业社会到来之前，人类的祖先的确有一段时期生活在那样一个世界里。

黑猩猩和波诺波黑猩猩不是化石。黑猩猩、波诺波黑猩猩和人类作为当代物种，从远古时代发展至今，都发生了变化。但是，在大约 600 万年前，当人类祖先尝试向成为人类迈出第一步的时候，他们可能看上去更像黑猩猩和波诺波黑猩猩而不是现在的人类。那时候我们的亲戚必定周身长满浓密的毛发。它们在地上时主要是四肢并用地爬来爬去，但大部分时间肯定待在树上。它们的狩猎，如我们之前所见，是具有合作性和策略性的狩猎。但它们

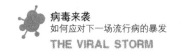
不会煮肉，除了树枝简单改制的工具，不会使用其他工具，并且主要在树林里活动。

当人类谱系发生变化，开始展示作为人类的一些特征时，世界就变了模样。使用草原也许并不算十分稀罕，如今连一些黑猩猩小群落也在利用森林和草原相间的环境，比如卡亚姆布拉黑猩猩。但是它们不可能长途跋涉来到这些栖息地，远古时代在草原上逗留的是非主流的个体。

一群个体向新的区域迁移，通常是为了逃避激烈的竞争。正如人类祖先向热带大草原迁移，与其说可能是开辟新天地，不如说是发现了一处竞争者较少的地方。这种栖息地的迁移通常会导致明显的水土不服。人类的早期祖先进行迁移时，可能吃了很多苦，无法适应在草原上的生活，至少起初是这样的。这就使人类的早期祖先命运多舛，其中可能包括人口规模的缩小，或者说几近绝种。

要确定历史上的人口规模，尤其是有文字记载之前的人口规模，无疑困难重重。但研究显示，人类祖先的人口密度曾经很低，人口数量低于目前大猩猩和黑猩猩的数量，挣扎在绝种的边缘。人类曾是濒危物种，我们相信这是事实，是因为人类基因还保留着一些这样的记录。通过将当代人类与作为人类近亲的猿类的基因信息加以比较，我们能够理出一些头绪。

信息所揭示的结果令人震惊。对人类线粒体基因组，即只能母女相传的那部分遗传信息的分析，以及对有规律地累积在基因组区域的可动遗传因子的研究，为我们提供了历史上人口规模的线索。结果显示，历史上的人口规模比我们期待的少多了。

人类的前农业祖先可能是以小群落形式生活，这并不奇怪。进化历程中作为灵长类动物的我们，大部分时间都生活在森林中。虽然准确的大事年表尚不得而知，但将栖息地从森林迁移到热带大草原，从大致有固定的领土变成游牧的生活方式，在这些变化中要应对各种新情况，人类必然弄得遍体鳞伤。打个恰当的比方，这种情形如同让现代人到火星上生活。一代代热带大草原的人类拓荒者，可能因此付出损兵折将的代价。但我们对历史上小规模人口的关注，更多集中于其对微生物的影响而非对人类的影响上。

● ● ● ● ● ● ●

人类祖先的那种低种群密度会对感染源的传递产生显著影响。传染源需要四处扩散，如果种群规模小，感染源就很难传播。科学术语将种群规模的大量减少称为**种群瓶颈**（population bottlenecks）。当出现种群瓶颈现象时，物种会失去微生物多样性（见图3—2）。

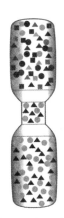

一个多样化的种群（顶部）因一个几近绝种的事件而严重缩小规模（中部），结果是出现了一个更单一化的种群（底部）。

图3—2　一个种群瓶颈

微生物大体可分为两种：急性传染的和慢性传染的。每一种微生物在规模小的宿主种群里都会有所折损。就急性感染源（比如麻疹、脊髓灰质炎和天花）而言，感染时间短，要么导致宿主死亡，要么宿主产生了免疫力：它们杀死你，或使你更强大。因此，急性传染的微生物需要相对大的宿主种群

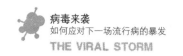
规模，否则它们仅仅影响易感个体，只留下免疫力或者死亡病例。无论哪种情形，它们都要灭绝。如果无宿主可感染，微生物只有死路一条。

慢性感染源（如人类免疫缺陷病毒和丙肝病毒）与急性感染源不同，不会在宿主体内形成免疫力。它们紧紧缠住宿主，有时陪伴宿主一生。这些感染源比急性感染源更容易在小规模宿主种群中存活。不过在严重的种群瓶颈时期，即便是慢性感染源也面临很高的灭绝率。就像一个特定的基因在一个种群瓶颈时期有可能消失一样（小规模种群近亲繁殖导致的一种现象），当宿主种群规模逐渐变小，慢性感染源消失的概率也必然增加。如果某人死亡，并且他是某微生物最后的携带者，那么这个微生物也寿终正寝了。

我把种群瓶颈对微生物库的削弱作用称为**微生物净化**（microbial cleaning）。微生物净化有可能在人类古老的祖先人口规模锐减时发挥了效用，使得小规模人口所携带的微生物感染源的多样性降低。某些情况下，微生物净化可能导致在人类祖先身上存活了几百万年的感染源消失。因狩猎活动而在人体内积累的感染源，以及其他人类生来就有的感染源就这样消失了。虽然我们一般不将微生物视为家族遗产的一部分，但从很多方面来看，它们确实有和遗产一样的特点。祖先将它们遗传给我们，但有时它们又会消失。尽管微生物净化听上去是好事一桩，但事实证明它是把双刃剑。

· · · · · ·

黑猩猩/波诺波黑猩猩谱系与人类谱系发生分离之后的某个时刻，在人类祖先身上，出现了另一个给人类微生物库带来极大影响的重要变化：人类学会了蒸煮食物。人类祖先虽然还无法烹饪出米其林三星级别的美食，但总归是知道在食用前先加热食物了。人类祖先开始用火的确切时间，目前还是未知的谜团，火大概最先被狩猎者用于取暖以及保障安全。似乎没过多久，火就成为了改变饮食的重要方式。我的导师理查德·兰厄姆在充分研究的基础上出版了著作《生火：煮食如何使我们成人》（*Catching Fire: How Cooking Made Us Human* ）。书中深入探讨了蒸煮食物及其影响，详细分析了蒸煮食物的起源。

当人类开始广泛地蒸煮食物时，这种饮食方式除了能使食物更易处理、更加美味之外，其杀死微生物的非凡能力也使人类从中受益。虽然某些微生物在难以想象的高温下依然可以存活（例如温泉里的嗜热细菌在沸点以上的温度下，依然可以生存和繁殖），但大部分依附动物的微生物都不能在蒸煮的温度下存活。在蒸煮食物的过程中微生物被加热了，正常情况下坚固的、紧紧包裹的蛋白质松开了，使消化酶得以迅速而轻易地登堂入室，破坏其机能。与人类祖先经历的种群瓶颈一样，成为标准生活方式的蒸煮食物再一次减少了人类所接触的新型微生物的数量，限制了其微生物多样性。

流行病大事记
THE VIRAL STORM

与人类祖先经历的种群瓶颈一样，成为标准生活方式的蒸煮食物再一次减少了人类所接触的新型微生物的数量，限制了其微生物多样性。

有关人类最早使用火的确凿证据，来自于以色列北部的考古发现。在那里，科学家在火山坑附近发现了被烧过的石片，距今近80万年。人类实际使用火的时间，肯定早于这个时间。在非洲某地曾发现烧过的骨头，距今已超过100万年，可能是蒸煮食物后的遗留物。但因缺乏考古证据，这一发现没有了定论。兰厄姆分析，蒸煮食物的证据在更早的时候就有了。通过调查人类祖先的遗留物，古生物学家已经发现了显示人类食用蒸煮食物的生理线索。例如直立人（Homo erectus），即180万年前的人类祖先，的确体型较大而消化道和下颌较小，这说明他们食用的是容易咀嚼和消化的高能量食物，即加热过的食物。

不管人类祖先是什么时候开始蒸煮食物的，自那以后他们的生活就发生

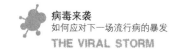
了巨变。当代饮食的主体仍是蒸煮食物。我与世界各地的猎人们在一起工作过，有机会广泛品尝各式食物——从喀麦隆的烤豪猪和巨蟒，到刚果民主共和国农村的炸蛀木虫幼虫。但无论我吃了什么食物，或者在哪里吃到它，有件事是毫无疑问的：只要食物经过了充分地加热，它使我患病的概率就会降低。

· · · · · · ·

人口大规模减少和蒸煮食物的双重因素，并不是人类早期祖先微生物库存减少的全部原因。从雨林迁移到热带大草原，不仅意味着不同的植物和气候，也意味着作为互动对象和狩猎对象的动物完全不同了，而不同的动物就意味着不同的微生物。

虽然我们仍旧对形成微生物多样性的生态因素知之甚少，但可以肯定的是有一些关键因素发挥了作用。例如我们知道，热带雨林系统供养的动物、植物和真菌，其生物多样性高于陆地上其他生态系统。人类祖先离开热带雨林后，就进入了生物多样性减少的地区。宿主动物多样性减少了，感染它们的微生物多样性也当然随之减少了。热带大草原上的动物较少，能感染它们的微生物多样性较低，也导致人类祖先微生物库存的减少。

流行病大事记

THE VIRAL STORM ━━━━━━

人类祖先离开热带雨林后，就进入了生物多样性减少的地区。宿主动物多样性减少了，感染它们的微生物多样性也当然随之减少了。

热带大草原与森林里的动物种类截然不同，猿类和其他灵长类动物在多样性上也有明显差别。简言之，灵长类动物热爱森林。"丛林之王"是灵长类动物而不是狮子。尽管像狒狒和长尾黑颚猴这样的灵长类动物，在热带大草原很成功地生存了下来，但从灵长类动物的多样性来看，森林地区胜过热带大草原地区。在研究最容易感染人类祖先的微生物时，栖息地灵长类动物的多样性都扮演着重要角色。它们当然不是为人类微生物库做贡献的唯一物种——在我自己的研究中，我不仅关注灵长类动物，也关注蝙蝠和啮齿类动物，但灵长类动物确实扮演着重要角色。

近亲物种的分类传播原则

多年前，我开始思考什么因素有可能提高或者降低微生物从一个宿主成功地跳到另一个宿主身上的机会。这里所说的成功，是指足以在新的宿主身上站稳脚跟并扩散。例如，蝙蝠和蛇也许看上去给微生物提供了相似的资源，但一个强有力的证据否定了这一观点。在实验室里研究微生物的科学家们早就证明，近亲动物对某些感染源有相似的易感性，因此像蝙蝠这样的哺乳动物与人类共有的微生物，比与蛇共有的要多。如果不考虑后勤供给和伦理因素，黑猩猩会是研究每一种人类传染性疾病的理想试验品。作为与人类血缘关系最近的现存亲戚，它们对感染人类的微生物有着几乎同样的易感性。

近亲动物物种会有相似的免疫系统、生理机能、细胞类型和行为，使它们易受同样的感染源群落的侵害。事实上，我们对物种进行的人为分类，建构了人类自身的科学系统，病毒们是不会"阅读地图"的。如果两个不同的宿主有足够相似的身体和免疫系统，病毒就将在两者之间流动，而不会考虑一位博物馆长如何对两个宿主进行分类。我将这一概念命名为**分类传播原则**（taxonomic transmission rule），该术语具有学术准确性，但显得冗长。其理论对狗和狼成立，也适用于黑猩猩和人类[1]。

> **分类传播原则**　分类传播原则认为，两个物种的亲缘关系越近，一种微生物在两者之间成功流动的可能性就越大。

---

[1] 狗和狼的基因相似性与人类和黑猩猩的基因相似性几乎一样。对很多人而言，这个结论令人震惊。因为我们认为人类与黑猩猩大不相同，但认为狗和狼本质上是一样的。该观点更关注与人类相似的生物体和人类的不同之处，而不是两个物种之间实际的基因关系。

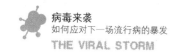

人类主要疾病大多数是在某种情况下，从动物那里传来的。2007年我和同事们在为《自然》所写的一篇论文里，已对此作了分析。我们发现，容易追踪到动物源头的人类疾病几乎全部来自温血脊椎动物，主要来自人类自身所在群落，即哺乳动物。其中包括我的主要研究对象：灵长类动物、蝙蝠和啮齿类动物。以灵长类动物为例，它们虽然只占到脊椎动物物种的0.5%，但人类近20%的主要传染性疾病都是由其传播的。

用以下提及的每个动物群落所引发的人类主要疾病数，除以该群落物种数，我们获得了一个比率，来表达每一组动物群落在传染人类疾病方面的重要程度。数字令人印象深刻：猿类是0.2，其他非人类的灵长类动物是0.017，非灵长类的哺乳动物是0.003，非脊椎动物的数值接近零。因此，当人类早期祖先离开充满灵长类动物的雨林地区，花更多时间逗留在灵长类生物多样性减少的热带大草原上时，他们同时迁移到了一个相关微生物多样性也减少了的地区。

猿类表亲：人类感染源的大仓库

多重因素可能共同作用，减少了人类早期祖先的微生物库存。随着人类早期祖先花更多时间在热带大草原上逗留，与他们互动的宿主物种变少了，而且这些宿主通常与他们的亲缘关系也较远。蒸煮食物的出现增加了肉食的安全性，遏制了很多一般会在狩猎、屠宰和食用生肉过程中传染到人身上的微生物。而人类祖先经历的种群瓶颈现象，进一步减少了传染到他们身上的微生物多样性。

总而言之，与进化成人相关的事件，导致我们古老亲戚身上的微生物多样性减少了。虽然仍有很多微生物被保留在了人类早期祖先体内，但数量比那些保留在与我们分离的猿类亲戚体内的微生物要少多了。

就在人类祖先经历微生物净化时，他们的猿类表亲继续狩猎并在体内积累新的微生物。在人类谱系里已经消失的微生物，也依然保留在它们身上。从人的角度来看，猿类谱系作为一个存有人类体内已消失的感染源的仓库——类似于一艘微生物诺亚方舟，保存着那些人类自身谱系中已经消失的微生物。这些伟大的猿类仓库[1]许多世纪之后，会与扩大的人口规模发生冲突，导致一些最重要的人类疾病的出现。

如今折磨人类的最具灾难性的传染性疾病，也许就是疟疾[2]。借由蚊子传播的疟疾每年要夺去200万人的生命，多么令人震惊的数字。疟疾对人类的影响是如此深远，以至于人类自身基因以镰状细胞病的形式保留了其"遗赠"。作为一种遗传性疾病，镰状细胞病存在的原因，就是使其携带者免于疟疾的侵害。虽然这是一种使人衰弱的疾病，但预防疟疾是如此重要，以至于自然选择将此病保留下来。双方都携带此基因的夫妇，其后代得镰状细胞病的占到约25%。得镰状细胞病的人，追根溯源几乎都来自世界上最严重的疟疾疫区之一——中非西部。

我对疟疾的兴趣，个人和职业原因兼而有之。在东南亚和中非疟疾疫区工作期间，我曾在3个不同场合染上此病，最后一次几乎送了命。前两次我是在疟疾很普遍的地方得了病，所有典型的临床症状都有：严重的脖子酸痛（与落枕相似），紧接着发高烧和大汗淋漓。每次我只是去当地就医，被很快诊断出是疟疾，加以对症治疗。虽然病痛让人难受，但两次都很快痊愈了。

---

[1] 遗憾的是，我们对不同猿类表亲的微生物库信息的掌握程度并不一样。比如波诺波黑猩猩数量较少，且只生活在刚果民主共和国境内。近20年来因战争的影响，我们经常无法入境研究，因此我们对波诺波黑猩猩微生物库的了解远不如黑猩猩微生物库。随着对这些猿类研究的增加，它们肯定将提供有关人类传染性疾病起源的更多关键线索。

[2] 事实上，人类感染上的多种疟原虫各自拥有不同的进化史。我这里所说的人类疟原虫，是专指恶性疟原虫（Plasmodium falciparum），绝大多数人类疟疾由它引发。

第三次得这种致命性疾病，却是我完全未预料到的。那时我不在热带地区，而是在巴尔的摩！我已经从喀麦隆回国，在约翰·霍普金斯大学做研究。这次症状与前两次大不相同，我感到强烈的腹痛。我肯定也发烧了，因为我记得自己向留宿我的朋友抱怨房间太冷。这些新症状和已离开非洲好多周的前提，让我没朝疟疾那个方面去想。当我有些神志不清地泡在一大缸热水里面，注视着从浴缸溢出的水滴到朋友家浴室的地板上时，终于意识到自己需要挂急诊。尽管在医院里治疗几天后我恢复了健康，但此病让我切身感受到其每天加诸数百万人身上的巨大影响力。

在得病之前很长一段时间，我就对疟疾萌发了职业兴趣。作为研究婆罗洲猩猩疟疾的博士生，我有幸在亚特兰大的美国疾控中心，与一些在疟疾演变领域处在世界最前沿的专家们共事了一年。在那里，我能够利用下午时间与比尔·柯林斯（Bill Collins）一起探讨疟疾的起源。他可能是世界上最好的灵长类动物疟原虫专家。我们闲聊的一个重要主题，就是野生猿类的重要性。

那时，我们知道野生猿类携带很多貌似独特的疟原虫，其中一种特别有趣。德国著名的寄生虫学家爱德华·赖歇诺（Edward Reichenow）第一次在中非黑猩猩和大猩猩身上发现这一疟原虫并记录下来，因此它被命名为赖氏疟原虫。赖歇诺和同时代的人看过很多，这种对德国研究者而言是稀世珍品的特别的寄生虫，通过显微镜检测，准确识别出它与人类自身的恶性疟原虫是近亲。20世纪90年代我在美国疾控中心工作的时候，分子生物学技术正好为深入检测这些寄生虫铺平了道路，使我们可以将这些寄生虫和人类自身的寄生虫进行准确比较，并提供比显微镜技术清楚得多的寄生虫演变图像。可惜的是，赖歇诺时代的所有寄生虫都不见了，只留下孤零零的一个标本。

有关这个孤零零的赖氏疟原虫的研究显示，在多种灵长类动物疟原虫中，它与导致人类致命性疾病的恶性疟原虫最为接近。但由于只有一个标本，我们无法充分了解这些寄生虫的起源。一些人偏向于这一假说：很久以前存活在共同祖先身上的一种寄生虫，经过几百万年逐渐进化成两个疟原虫谱系：恶性疟原虫和赖氏疟原虫。或者这种猿类的寄生虫是普通的人类寄生虫，在进化历程中距离现在相当近的某个时间节点，由人类身上传染到野生猿类身上。还有一种观点认为，也许恶性疟原虫是一种迁移到人类身上的猿类寄生虫。不过这种可能性被大多数人忽视，因为大家认为猿类身上只存在几十种已知寄生虫，而人类数量巨大，身上恶性疟原虫的数量惊人。

我和比尔知道，要想真正弄清楚这些寄生虫的进化史，就需要从野生猿类那里得到更多样本，最好是许多样本。作为一位年轻的博士生，我对取样这一艰巨任务有着初生牛犊不畏虎的冲劲。我答应比尔去做这件事，并且开始构思从野生黑猩猩身上取样的方法。

那时候我还不知道，自己很快就将成为唐·伯克（Don Burke）的博士后，被这位导师叫到喀麦隆做研究；我更不知道自己将要用 5 年时间，在喀麦隆建立一个传染性疾病的长期监测站。但最后我没有食言，成功地取到了样本。通过在喀麦隆与为黑猩猩孤儿提供居住地的避难所合作，我们最终发现猿类疟原虫没有人类猜想的那样与众不同。通过与在科特迪瓦共和国进行类似研究的兽医病毒学家费边·里德兹（Fabian Leendertz）、分子寄生虫学家史蒂夫·里奇（Steve Rich）和传奇的进化生物学家弗朗西斯科·阿亚拉（Francisco Ayala）合作，我们向破解这一疾病的神秘源头迈出了重要一步。

我们将现存数百种人类恶性疟原虫样本的基因，与西非各地黑猩猩身上发现的大约 8 个新的赖氏疟原虫样本的基因加以比较。我们吃惊地发现，整个恶性疟原虫（人类疟原虫）的多样性与寥寥几个黑猩猩赖氏疟原虫多样性相比，黯然失色。这一发现告诉我们，对恶性疟原虫最令人信服的解释是：它曾是一种猿类寄生虫，只是在人类与黑猩猩谱系分离后的某个时候，经由一些糊涂蚊子的叮咬，传染到人类身上。人类疟疾实际上起源于野生猿

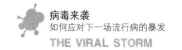
类。随后其他人的研究记录了越来越多的野生猿类寄生虫。

后来比阿特丽斯·韩和马蒂纳·皮特斯进行的研究显示，传染野生猿类的疟原虫比我们之前研究揭示的还要丰富。研究表明，与人类恶性疟原虫最相近的猿类寄生虫存活于野生大猩猩，而不是黑猩猩身上。这些寄生虫是如何留在野生猿类身上的？它们是否在黑猩猩和大猩猩两个物种之间来回迁移？这些疑问留待未来的研究来回答。但毋庸置疑的是，人类恶性疟原虫是从野生猿类身上迁移到人类身上的。

THE VIRAL STORM
THE DAWN OF A NEW PANDEMIC AGE

小结

从人类谱系进化的视角来看，疟疾从野生猿类身上跃至人类身上，意义深远。人类祖先因栖息地变化、蒸煮食物和人口瓶颈而引发微生物净化现象，对人类微生物库进行了清扫，微生物多样性随之减少。可能由于微生物库多年来都很单调，对于许多人类抵御传染性疾病的先天生存机制而言，其选择压力减轻了，一些保护性的疾病防御策略就丧失了。

但随着地球人口数量的增加，野生猿类疾病，即一些几百万年前在人类身上消失的疾病，现在可能会重新感染人类。这些疾病重新进入人体后简直是如鱼得水。疟原虫不是唯一一个从猿类跃到人类身上的微生物。像人类免疫缺陷病毒这样的其他微生物进化的故事，有着惊人的相似情节。人类早期祖先身上微生物多样性的减少，和由此降低的基因防御能力，使人类很容易受到猿类表亲微生物库的侵害。在人类经历微生物净化时，这些猿类微生物库却完好无损地保留至今，为病毒风暴的酝酿提供了条件。

驯养活动对病毒传播的三重影响

　　牡蛎很棒,店里的客人更让人印象深刻。我坐在巴黎的一家小酒馆,点上一盘新鲜的贝类,细细品尝着来自海洋的美味。然而,那天更深刻的记忆来自店里的另一位客人。我附近的一张桌子边,坐着一位堪称无可挑剔的法国女士,她的手袋、短裙和短袜都搭配得很得体。她的晚餐同伴坐在她右侧——一只坐在椅子上,喝着桌上一只碗里的水的迷你贵宾犬。它享用的美食(我想是几块鸡肉),掉在盘子一边,混上了它主人口中落下的面包屑。

　　在世界各地人们的生活中,狗都扮演着重要角色。我结束了在亚非为期一个月的研究之旅后回国,途中在巴黎作短暂逗留。我记忆中与狗有关的事件只能用离奇来形容。旅行中我在婆罗洲的部分地区待过,那里的人吃狗肉,我也入乡随俗吃了一次;我也去过马来半岛的穆斯林地区,因为宗教信仰的原因,那里虔诚的人们甚至不碰狗;我还去了中非,见到当地猎人和沉默的巴辛吉小猎狗一起打猎——这些猎狗单独生活,但为了换得一些人类的

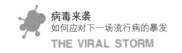

残羹冷炙，不得不跟随猎人们到森林里帮着捕获猎物；在美国，很多人把狗当作家庭成员，为其支付巨额医疗费用，死后举行哀悼仪式。坐在旧金山我寓所附近的海滩上，一小时内必会见到有人用嘴亲吻狗。在巴黎目睹那位女士与狗共进晚餐，更强化了我的观点：人类与这些动物之间的联系非常密切。

意义非凡的驯养革命

无论将狗作为伙伴、役用动物、晚宴宾客还是食物，人与狗之间的关系再怎么亲密，我们都不会感到惊讶。狗在人类历史上扮演着一个特殊的角色。如果我们打算编撰一部人类进化大事记，狩猎和蒸煮食物当然不可或缺，语言和拥有直立行走能力也会入选。但历史事件的重中之重是驯养活动——而在一长串人类祖先驯养的动植物名单里，狗排在第一位。

现在我们所说的很多人类特征，都是在驯养动物的能力奠定了基础后形成的。设想一个没有驯养活动的世界，我们不得不在地球上寥寥数十支人类部落中的一支待着，仍然以狩猎和采集食物为生，就像如今生活在中非的巴卡部落（Baka）和巴克利部落（Bakoli）里的人一样。或者我们会像生活在南美的艾克人（Aché）一样。这些部落的人没有面包，没有米饭，没有奶酪；没有农业，因此地球上很多主要的传统仪式，比如收获和播种的祭祀朝拜仪式以及相关节日也统统没有——没有像伊斯兰教斋月（Ramadan）、基督教复活节（Easter）或者感恩节（Thanksgiving Day）这样的节日；没有羊毛，没有棉花，只有用野树皮或草制成的织物和猎物身上扒下的兽皮。

这些狩猎—采集者部落有着复杂的历史。在回到四处觅食的生活方式之前，他们中的很多部落有段时间是靠某种农业形式过活。但他们为我们提供了一些值得关注的线索，使我们了解到祖先在大范围驯养活动出现之前的生活面貌^①。狩猎—采集者部落的共同特征是较小的人口规模和游牧的生活方式。正如我们将看到的，这些特性对其群落的微生物库有重要影响，使微生物库保持在低水平状态。

· · · · · · ·

人类从抓捕动物转变到驯养动物，第一步是将狼驯化为今天我们所知的犬科动物。考古和 DNA 证据显示，早在 3 万年前中东人和东亚人就把灰狼驯化成看门狗和役用动物，并食用其肉，取其毛皮保暖。早期的驯狗历史尚不清楚。一种假说认为狼跟着人类，吃他们所杀猎物的腐肉。久而久之，狼就变得依赖人类了。这一趋向为日后的驯养活动打下了基础。无论驯狗是如何开始的，到了距今 14 000 年前，狗在人类生活和文化中已扮演着一个十分重要的角色。在以色列的一些考古发掘地，人们甚至见到人和狗埋葬在一起。这些早期的狗恐怕类似于今天中非猎人们钟爱的沉默的巴辛吉小猎犬（见图 4—1）。

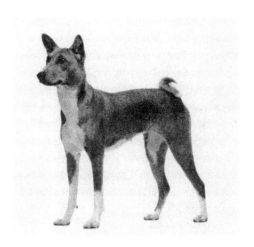

图 4—1　巴辛吉雌犬

① 在 4 万年前人类祖先的生活中，没有动物保护他们或者帮他们干活，但当今的狩猎—采集者部落都养狗。

驯犬活动大约发生在 12 000 年前，那时人类尚未驯养其他动物。驯犬成了其他驯养活动的先驱。距今约 10 000～12 000 年前，一场**驯养革命**（domestication revolution）正式拉开帷幕，以驯养绵羊和种植黑麦开始，随后兴起了各种动植物的驯养繁殖。

驯养革命无论从引发的结果还是创造的机会来看，都堪称意义非凡。在驯养活动之前，野生环境中的人口数量受食物供给所限。野生动物迁移，捕食野生动物的人类祖先也被迫跟着迁移。栖息地的野果和其他食用植物四处播种，又迫使人类季节性地流动。除了少数特例外，野生环境一般缺乏维系大规模人口的能力[①]。因此，人类群居规模较小，一个部落可能有 50～100 人，过着游牧生活（见图 4—2）。

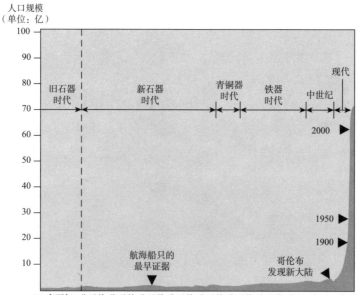

图 4—2　人类历史上的人口规模

---

① 一个明显的特例，来自被海洋栖息地供养的人类部落。以抓鱼和捕食海洋哺乳动物为生的人们没有驯养活动也经常能够达到相对大的人口规模，并且保持定居生活。虽然可能没法长期维持下去，但某些海洋系统内大量的动物蛋白与后来驯养活动提供的高热量资源相仿。

随着距今约 5 000~10 000 年前驯养活动的真正开始，一切都改变了。人类将植物种植和动物驯养相结合，保证了长年拥有充足的热量资源。农业（也就是植物种植）使人类部落有可能在一个地方安家落户，这样就避免了像狩猎—采集者部落和仅仅驯养动物的部落那样的不断流动。仅仅驯养动物的人类部落之所以需要流动，是为了给家畜寻找饲料。定居生活和有食物盈余的能力，使人口增长的可能性大为增加，第一批真正的小镇和城市诞生了。人口规模的扩大、人类群落的定居和家畜数量的增长形成了特有的混合因素，在人类和微生物关系转变中扮演了核心角色。

流行病大事记
THE VIRAL STORM

> 人口规模的扩大、人类群落的定居和家畜数量的增长，形成了特有的混合因素，在人类和微生物关系转变中扮演了核心角色。

· · · · · · ·

驯养能力虽然是人类的传统智慧，但并非人类独有。动物王国里最令人惊叹的驯养例子，并非来自灵长类动物、海豚或者大象。事实上，它不是来自脊椎动物，而是来自蚂蚁。蚂蚁们远非头脑简单的昆虫，而是独特又复杂的蚁群的组成部分。每个蚁群与其说是一只只蚂蚁组成的群体，还不如说是一个群集的蚂蚁"巨无霸"①。

美洲的大部分热带栖息地都有切叶蚁（leaf-cutter ant）群，人们知道这些工蚁是大力士。它们能驮着比自己大很多倍的绿叶在丛林中行进，回到蚁

---

① 像蜜蜂一样，蚂蚁社会由雌性工蚁的大规模群落组成，它们都是一个母亲（蚁后）和父亲所生。工蚁的父亲们（和所有雄性蚂蚁）都由未受精卵发育而成，这意味着它们缺少了一半受精卵的遗传信息，科学术语称之为单倍体。单倍体父亲将同样的遗传信息传给每一个女儿们。因此，一个蚁群里的工蚁有 75% 的遗传信息是相同的，而像人类这样的物种里，亲姐妹们只有 50% 的遗传信息是相同的。因为彼此很近的遗传关系，雌性工蚁处于从"细胞"到"姐妹"这个连续区的正中间。一个蚁群里的蚂蚁，更准确地说可被视为一个单个大生物体（即蚁群 / 蜂房）里不同的细胞，而不是毫无关联的合作性个体的集合体。

穴。但是力大无比还不是切叶蚁最有趣的特性，这一令人惊讶的蚁群已掌握了驯养之术。工蚁们不是将硕大的树叶吃掉，而是将其嚼碎制成一种肥料，蚁群用肥料给它们的菜园子施肥。因为这些切叶蚁——即组成美切叶蚁属（Atta）和顶切叶蚁属（Acromyrmex）蚁群的蚂蚁在种植一种真菌基材的农作物，几百万年来一直以此为生。这些蚂蚁就是农民（见图4—3）。

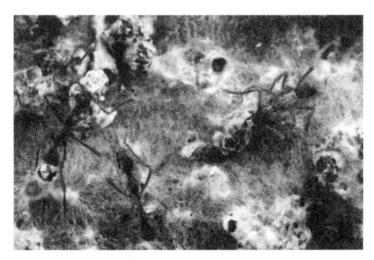

图4—3　伯利兹某真菌园里的切叶蚁

种植菌类帮助切叶蚁成为地球上最成功的物种之一。成熟的切叶蚁群，其洞穴直径有15米，深5米，可容纳多达800万只蚂蚁。这些巨大的地下蚁穴是固定不动的，有时可以在同一地点存在20多年。

这些出类拔萃的蚂蚁吸引了很多科学家的关注，包括一位叫作卡梅隆·柯里（Cameron Currie）的加拿大研究者。柯里博士用分子生物学技术检测这个非凡社区的蚂蚁、菌类和其他成员的遗传特征，其研究显示出蚂蚁和它们所种植菌类作物之间的进化联系。蚁群已和其农作物物种共存了几千万年，它们之间如同农民与农作物之间的关系可比人类社会的成熟多了。

像人类的农田一样，蚂蚁的世界里也有农业害虫，其中有一种特有的破坏农田的寄生性真菌。柯里博士的研究表明，不仅蚂蚁和其农作物长期共存，寄生性真菌也从一开始就跟它们作伴了。这一高级系统里另一个令人惊讶的亮点，是像人类的农民一样，蚂蚁也使用杀虫剂。它们培育了一种能制造抗真菌化学物质的细菌，有助于控制害虫。一些人把蚂蚁当作害虫，但这些蚂蚁有自己的害虫问题要解决。

切叶蚁在几百万年前就开始从事驯养活动，而人类驯养其他物种仅始于几千年前。像蚂蚁一样，人类已经发现高密度种植农作物的一个后果就是寄生虫问题。蚂蚁种植的真菌物种肯定在几千万年前就有了害虫，那个时候它们还是野生植物。但当切叶蚁将真菌集中种植并施肥后，与之前没有农业耕作时相比，更多真菌紧挨在了一起。种植业导致密集的种群，而密集的种群带来更多的寄生性天敌，无论是真菌还是病毒。

· · · · · · ·

当切叶蚁专注于种植真菌作物时，人类的农业和畜牧业发展已进入一个全新的水平。从进化的角度来说，几千年光景不过是弹指一挥间，其间人类所驯养的动植物不止一两种。

人类所驯养动植物多样性之丰富，令人咋舌。一般每天我们可能垫着床单（棉花）、盖着羊毛毯（羊）醒来，穿上皮鞋（牛），也许外加一件羊毛衫（羊）。早餐吃鸡蛋（鸡）和熏肉（猪），临上班前向宠物（狗、猫）告别。午饭我们可能吃一份浇上调料（橄榄油）的沙拉（生菜、芹菜、甜菜、黄瓜、鹰嘴豆、葵花子）。若吃快餐，我们可能吃一份水果沙拉（菠萝、桃子、樱桃、百香果）或者混合坚果（腰果、杏仁、花生）。晚餐是一盘意大利番茄沙拉（番茄、水牛芝士）和意大利面（小麦），配有豌豆和拌上新鲜罗勒叶的熏鲑鱼（都是驯养的）。对我们很多人来说，如果一天没有至少接触3种家畜和近10种种植的水果蔬菜，那就是不寻常的一天。人类真是驯养能手。

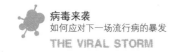
人类从主要依赖野生营养资源转变为主要食用驯养动植物，意味着不用再依赖野外栖息地提供的波动不定的食物供给。这也使人类可以集中行动，几个人专门负责伙食，剩下的就有时间追求其他目标，例如研究病毒学。在从事驯养活动之前，人类祖先每天四处觅食，而我们现在从这样的活动中解放出来了。就本书主旨而言，驯养活动也极大地改变了我们与人类世界里微生物的联系方式。

驯养活动与微生物传播

在世界各地的野外考察地工作时，我和我的合作者与当地猎人关系密切，监测在抓捕、宰杀和食用野生动物时跳到他们身上的新型微生物。不过猎人不是我们唯一的关注点，我们在农村也研究家畜——狗、山羊、猪和人类身边的其他物种。不管是野生动物还是家畜，每一种动物都有自己的微生物库。当这些微生物集中到一个农场、一户人家或一个畜群时，就会茁壮成长。

家畜以不同方式向人类传染新型微生物。因为每一种家畜在被驯养前都有自己的微生物库，驯养之初的密切接触使它们将自身所携带的微生物传染给了人类。就这种早期的微生物交换及其对人类历史的影响，我的同仁贾雷德·戴蒙德在其杰作《枪炮、病菌与钢铁》（ *Guns, Germs and Steel* ）中提供了详尽的证据。贾雷德在书中提到，温带地区家畜数量多，导致温带人口所携带微生物的多样性较丰富。例如，麻疹来自牛瘟，一种传染到人类身上的奶牛病毒。这种病毒跟驯养活动有关，一直侵害着人类。

人类跟家畜有密切接触，将家畜用于作伴、防身或者食用。这种接触可以达到不可思议的极端地步。在巴布亚新几内亚，一些少数民族妇女用人奶哺乳她们家的猪，以确保这些价值不菲的动物能成活。亲密接触到了如此程度，感染源的流动是不言而喻的。

很多发端于家畜动物的微生物进入人体的时间是在距今几千年前，那是人类首次驯养家畜的时间。在 5 000～10 000 年前人类祖先的驯养活动达到高峰时，从家畜那里传染到人体的微生物，对充实人类微生物库起到了重要作用。随着时间的推移，情况发生了变化。以狗为例，它们身上大多数该传染给人类的微生物都已经成功传染。某种程度上，人类与狗、其他家畜的微生物库已经融为一体。即便没用母乳喂养家畜，人类也经常偎依着它们取暖或者玩耍。人类与家畜的接触，几乎总是比与野生动物的接触要密切。

狗在"前家畜"时代携带的有可能传染给人类的微生物，在驯养活动后大部分已经进入人体了。而人类所携带微生物中能够在狗身上存活的，也都传染给狗了。没有成

流行病大事记

THE VIRAL STORM

在 5 000～10 000 年前人类祖先的驯养活动达到高峰时，从家畜那里传染到人体的微生物，对充实人类微生物库起到了重要作用。

功传染给对方的微生物可能是受其能力所限。它们也许偶尔传染一两个个体，但却缺乏传播能力——这才是真正发挥效用必备的关键特点。

· · · · · · · ·

经过几千年的互动，人类和家畜之间已达到某种微生物平衡状态，但这并不意味着家畜不再对人类的微生物库有所贡献。恰恰相反，家畜一直为人类输送新型微生物。这些微生物不是家畜自身携带的，而是来自家畜接触的野生动物。家畜如同一座传递微生物的桥梁，使新型感染源从野生动物那里跳到人类身上。

家畜架桥让微生物在人类和野生动物间流动的例子有很多，也许最好的记录是有关尼帕病毒（Nipah virus）的例子。我的合作者彼得·达扎克（Peter Daszak）和休姆·菲尔德（Hume Field）以及其同仁，已经对这一令人关注

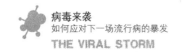
的病毒的出现进行了深入研究。经过数年的追踪，他们已经细致地描绘出这一病毒如何适应人类和乡村的复杂世界。

尼帕病毒最早在马来西亚的一个村庄里被检测出来，因此以该村庄的名字命名。它的杀伤力很强。1999 年在马来西亚和新加坡共出现 257 个传染病例，其中 100 人死亡，病死率相当高。幸存者中超过一半的人留下了严重的脑损伤后遗症。

流行病大事记
THE VIRAL STORM ━━━━━━━

尼帕病毒最早在马来西亚的一个村庄里被检测出来，因此以该村庄的名字命名。它的杀伤力很强。1999 年在马来西亚和新加坡共出现 257 个传染病例，其中 100 人死亡，病死率相当高。幸存者中超过一半的人留下了严重的脑损伤后遗症。

有关该病毒起源的第一个线索，来自人类病例的共同特征。绝大多数病人是在养猪场工作的人。起初调查者认为，引发疾病的病毒是日本脑炎病毒，这是一种借由蚊子传播的病毒，整个亚洲热带地区都有。然而病毒引发的凶险而独特的临床症状，使调查组断定这必定是一种尚未被发现的新型感染源。

尼帕病毒感染者早期都呈现出发烧、食欲减退、呕吐和类似流感的症状。但三四天后，临床表现出现了更严重的神经系统问题。病毒的影响因人而异。一些人瘫痪、昏迷，而另一些人则会产生幻觉。首批记载的病例中，有一人报告说看到猪在他病床周围四处乱跑。

核磁共振扫描显示病患大脑的一些区域有严重的损伤，死亡患者通常是在脑损伤出现后几天内死亡的。1999 年在马来西亚和新加坡的病例中，未出现人际传染的情况。但之后在孟加拉国出现的病例里有记载显示，至少在某些情况下，病毒有可能人传人。

・ ・ ・ ・ ・ ・ ・

当科学家发现一种新病毒时，他们经常会迅速识别病毒的**储主**（reservoir）——供养病毒的动物。储主这一概念很有用，但也有缺陷。科学家们一律将动物按照科、属、种不同层次加以区分，但经常忘记这是以人类自己制定的标准来划分的。一个分类学家能明确地区分出疣猴、狒狒、黑猩猩、大猩猩和人类之间的差别。但正如我已经提及的那样，人类区分这些动物的标准经常与微生物无关。从病毒的角度来看，如果来自不同物种的细胞有合适的受体，生态联系又提供了合适的机会让病毒可以跨物种迁移，那么不管是狒狒的皮毛还是人的直立都阻止不了它。

有些病毒可以同时在多种宿主（hosts）体内长久存活。登革病毒（Dengue virus）因引发剧痛，在最初被叫作断骨热，主要在城市里出现。不过登革病毒也寄生在热带森林的野生灵长类动物身上，在那里它被叫作森林型登革①。森林型登革病毒不加选择地同时传染多种灵长类物种，宿主范围（host range）颇为广泛。

念博士时阅读过的众多干巴巴的科技论文，鲜有在我脑海里留下深刻印象的。其中有一篇我却记得很清楚，是描述确定森林型登革病毒宿主范围的实验报告。

研究采用的方法在今天已经过时了，因为会被视为有悖伦理。科学家们将不同种类的灵长类动物关到笼子里，将笼子高挂在树冠上，让森林里携带登革病毒的蚊子叮咬它们。他们采集了病毒样本，以确定哪些灵长类动物能传染上病毒。

研究大体上比较顺利，除了有一例中科学家们将笼子拿下来时，只发现一条巨蟒待在笼子里，腹部肿胀得厉害。这条巨蟒爬进笼子里，吃掉了关在

---

① 科学家们一直就森林型登革病毒对人类疫情的重要性进行着争论。不幸的是，将登革病毒从森林环境中分离出来十分困难，所以很难进行理想的比较。

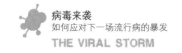

里面的猴子。吃得心满意足的巨蟒失算了，鼓胀的肚子妨碍它从笼子的隔条挤出来逃跑，它发现自己陷入了困境。巨蟒很可能不会感染上病毒，因为鲜有病毒同时传染爬行动物和哺乳动物。但它贡献了一张令人难忘的照片，否则科技期刊就显得干巴无味了（见图4—4）。

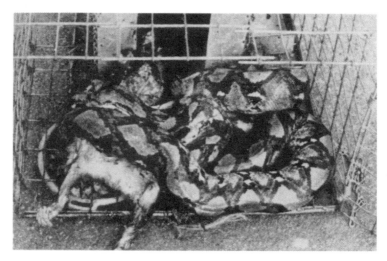

图4—4　来自森林型登革病毒研究的照片

森林型登革病毒能寄生于多种物种的能力，有助于病毒在任何单一的灵长类动物物种的种群密度未达到使病毒无绝种之虞的地区并存活下来。而用蚊子作为媒介，使这种病毒在不同动物之间的迁移得以顺利进行。

．．．．．．．

严格说来，单个储主的概念对登革病毒而言并无意义。但当尼帕病毒在1999年被发现时，科学家还不清楚谁是储主。知道某种病毒在感染人类之前寄生在哪一种或哪几种动物身上，有助于我们采取应对措施。定位储主后，我们也许能够仅仅凭借改变务农方式或者调整人类行为，就可以避免引发病毒交换的关键性接触，有效地切断病毒进入人体之路。

知道微生物有能力寄生于动物储主也改变了人类考虑公共卫生规划的方式。微生物能够双向流动，尼帕这样的新型人类微生物来自动物，已寄生于人类的微生物也可能重回到动物身上。就已寄生于人类的微生物而言，其动物储主可能会破坏我们的防控举措。如果我们在某一特定地区消灭了一种人类病毒，但该病毒能够寄生于动物，那么其有可能重现江湖，带来致命后果。要真正消灭一种人类病原体，我们必须知道它是否也有人类之外的储主。

尼帕病毒在 1999 年出现后，研究它的科学家们很快就将重点转向研究病毒的储主。多年后，野生动物、家畜和植物之间交错复杂的关系浮出水面。该案例强调，驯养活动能以复杂的方式为病毒感染人类提供新的通途。

尼帕病毒入侵的马来西亚养猪场规模不小。那里集中饲养了几千头猪，为病毒传播提供了一个成熟的环境。养猪的农民卖力干活，以期获取最大利润。他们既养猪赚钱，又从周边的土地上获利。该地区位于马来西亚南部，农民们的一个生财之道，是在养猪场里和周围区域种植芒果树，为乡村企业带来额外收入来源，提高其发展能力。

芒果树除了盛产美味的果实供农民出售，也吸引了一种学名叫作狐蝠（Pteropus）的大蝙蝠。想不到这种蝙蝠竟然是尼帕病毒的储主，是病毒与外界联系的桥梁。显然，现在看来是蝙蝠在享用芒果晚餐时撒了尿，又将咬过的芒果扔到了猪圈里（参见图 4—5）。作为杂食性动物的猪，在吃芒果时接触到染上尼帕病毒的蝙蝠唾液和尿液。于是病毒迅速在猪密集分布的圈舍里传播。因为有时动物会被运送到其他地方，病毒又传染到了新的养猪场，偶尔传染给养猪者[1]。

---

[1] 腹泻病研究国际中心的研究人员们最近在孟加拉国进行研究，提出尼帕病毒可以不经由猪而进入人体。椰枣树汁是该国一些地方的美味饮品，人们夜晚采集汁液，早上喝新鲜的树汁。蝙蝠在夜晚吃流到集液罐里的树汁，偶尔就会将尼帕病毒传染到树汁里。

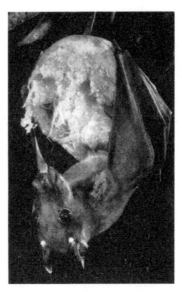

图4—5　在吃芒果的肩毛果蝠

自驯养活动开始数千年后出现的尼帕病毒，向我们阐述了驯养活动对人类与微生物关系的影响作用。自驯养革命以来，人口规模越来越大，定居者也越来越多，人们对疫情的易感性是驯养活动前的人类祖先不曾遭遇的。

前农业时代主宰人类生活的是小规模流动社区，当时经由动物进入人类社区的新型微生物经常迅速蔓延开来，杀死某些个体，同时让小规模人口中的其他人有了免疫力。没有易感宿主的病毒是无法存活的。

流行病大事记
THE VIRAL STORM ━━━━

当农业中心周围建立起乡镇时，这些乡镇不是孤立存在的。社区间彼此连接，起初是通过乡间小道，后来就是公路。虽然我们可能认为这些城镇是相互分开的功能体，但从微生物的角度看来，它们整体上代表了一个更大的社区。随着这些相互连接的城镇社区发展壮大，就在人类历史上首次为急性病毒提供了在人类永久存活的机会。

当农业中心周围建立起乡镇时，这些乡镇不是孤立存在的。社区间彼此连接，起初是通过乡间小道，后来就是公路。虽然我们可能认为这些城镇是相互分开的功能体，但从微生物的角度看来，它们整体上代表了一个更大的社区。随着这些相互连接的城镇社区发展壮大，在人类历史上首次为急性病毒提供了在人类身上永久存活的机会。

· · · · · · ·

对于像乙肝病毒这样永久寄生于宿主体内的慢性病毒而言，大规模人口并非其存活的必备条件，因为它们可以在很多年里一直繁殖子代病毒。这些病毒有在很小规模的社区内存活的潜能，它们实施一个长期策略——在战场上能打能逃，有朝一日还能重返战场。但是，像麻疹这样的急性病毒不能长期寄生在单个个体上，就需要有不断出现的易感宿主。当它们在人群中暴发时，会害死一些人，让余下的人获得抗体，并且通常不会出现持续感染的情况。

因此在驯养活动出现之前，人类祖先在小规模人口的部落里，过着流动的狩猎—采集者生活。急性病毒不能长期在他们体内存活，除非是属于人类与其他物种共有的微生物。黑猩猩种群，包括灵长类动物学先驱珍妮·古道尔研究的那些黑猩猩，有时会得脊髓灰质炎。脊髓灰质炎病毒要存活，必须要有大规模人口。但在 1966 年，古道尔博士和其同仁看到所研究的野生黑猩猩似乎染上很像小儿麻痹症的病。在坦桑尼亚黑猩猩群落暴发的疫情十分严重，死了很多动物。

引发黑猩猩脊髓灰质炎的病毒，实际上和引发人类脊髓灰质炎的病毒是同一种病毒。当时附近人类社区里正出现疫情，病毒跳到了黑猩猩身上。古道尔和同仁们给黑猩猩们注射了疫苗，此举无疑控制了传染病对黑猩猩群落的危害。黑猩猩就像驯养活动开始之前的人类祖先，其种群规模不能维系这样一种病毒——目前估计人口规模超过 25 万的社群才能维系该病毒。在小社群里，病毒只是席卷而来，在消亡之前侵害一些个体，让其余的产生免疫力。

但当人类祖先开始从事农业和畜牧业活动，开始生活在相互连接的城镇时，像脊髓灰质炎这样的病毒就有能力传染人类，同时在人类身上存活。随着越来越多的城镇出现，城镇之间的联系日益密切，彼此接触的人口数量也不断增加。

从微生物的视角来看，如果有足够多的人在城镇间流动，这些城镇在地理位置上的分隔就不那么重要了。起先是几百个，后来变成几千个，如此数量的城镇相互连接，对微生物而言实际上变成了一个大城镇。最终，彼此相联系的人口规模大得足以使病毒能够永久地寄生下去。一旦因出生或者迁移的原因有新人进入该人群，并且进入的频率很快，那么微生物就会盯上这些新人，尝试开辟新的寄生地。

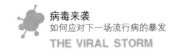

THE
VIRAL
STORM
THE DAWN OF A NEW
PANDEMIC AGE

小结

从微生物角度来看，驯养活动对人类祖先有三重影响。它使人类与一小部分家畜亲密接触，家畜所携带的微生物就传染到人类身上。家畜在人类和野生动物之间架起一座牢固的桥梁，增加了野生动物所携带微生物传染给人类的机会。最重要的是，驯养活动使人类拥有了大规模的固定社区，这样以前昙花一现的微生物就能存活下来。总之，病毒上演帽子戏法，将人类置于一个新的微生物世界——正如我们将在下一章所看到的，一个将首次暴发流行病的世界。

THE VIRAL STORM

THE DAWN OF A NEW PANDEMIC AGE

|第二部分| 流行病风暴来袭

发达的交通使地球变成了一个小村落，人类旅行快捷方便，病毒的流动同样迅速。类似输血、注射和移植之类的现代医疗技术则是病毒直通车，让病毒直接在人际间跳跃。而恐怖分子使用生物武器，实验室病毒意外流出，病毒重组突变形成传播迅速且致病性强的新病毒，这些因素都让现代人类面临着越来越多的流行病威胁。

从动物到人类：微生物的进阶之旅

流行病（pandemic）这个词来源于希腊语 pan 和 demo，翻译为中文就是"所有的""人们"，这个词语可以说描述了流行病的最高境界——感染所有人。但是实际上，这对于微生物来说，是个几乎无法完成的任务。

本书作者采用了这样一个浅显的解说：如果一种新的感染源可以使所有大陆上都有个体被感染到，那我们就可以把流行病病原的"殊荣"颁发给它。在第一部分"乌云密布的文明史"里，我们已经认识了许多微生物从自然界跳跃到人类世界、成为人类致病原的路径。然而，这仅仅是微生物进阶路途中的一个初步阶段，若要晋升到可以在人群中肆虐的等级，它还有很长的路要走。

传播途径是微生物进阶路上一个很大的挑战。以可以引发致命的病毒性出血热的埃博拉病毒为例，只有与重症患者的血液或体液接触后才可能感染，而感染后的患者病情严重、症状明显，病毒学家和医生们往往都能够尽早做出诊断，迅速把患者隔离起来，保护人群免受其害。当然有的病毒在感染后很长时间才会出现明显的症状，这就使得感染者有更多的机会把病毒传播到人群中。对于后面这种情况来说，感染者的活动范围成了病毒传播中很关键的因素。

从最初的双脚到汽车、轮船，再到飞机、火箭、宇宙飞船，人类交通方式的进步为微生物创造了前所未有的广阔天地。以艾滋病毒为例，研究发现它在 1959 年就成为了局部地区的流行病，甚至可能早在 1900 年就已经感染了人类，但它真正步入流行病的行列是在 20 世纪 80 年代，为什么呢？一些科学家们的研究显示：海运、铁路线和其建设相关的因素（比如男性工人过度集中）可能在人类免疫缺陷病毒早期传播和扩散中发挥了作用，便利的交通为正在扩散的病毒提供了大规模的宿主群。

另一些科学家给出了更为颠覆性的假说：艾滋病毒全球性传播和大规模推广廉价注射器的时间恰好吻合，20 世纪后期，通常的卫生运动每次都用同一个未经消毒的针头给成百上千甚至更多的人接种疫苗，这就为流行病爆发埋下了伏笔。

如果说，交通方式的发展和注射器的应用只是人类活动对病毒传播的无意识影响，那么下面要说的这些有意识事件无疑会为病毒传播留下更大的隐患。

生物恐怖袭击是安全专家最关切的问题之一，没人可以明确说出恐怖组织拥有微生物武器的可能性到底有多大，致病微生物远比化学武器和核武器容易获得，而且它可以自行传播，在大范围的人群中制造恐慌。即便把恐怖组织拥有自己的生物实验室的可能排除在外，全球现有的**生物实验室的安全问题**也已经足够引起我们的重视。各种微生物储存在等级不同的实验室中。像保留天花病毒的两所实验室，出现在那里的哪怕一点点失误都会给人类带来可怕的灾难。

此外，在电脑刚刚兴起的时候，谁能想到世界上会有如此多技艺高超的民间黑客？大众已经有越来越多的途径获取生物信息和技术，在不久的将来，谁敢说一小群人自己动手进行病毒学研究是不可能的呢？

　　在微生物从动物世界到人类世界的进阶之旅中，太多偶然
和不可控的因素存在着。2003 年，SARS 给我们上了鲜活的一
课，它用血的事实告诉我们，一个来自蝙蝠的小小病毒是如何
席卷全球、在现代社会中酝酿出流行病的。

　　翻开我们的第二部分"流行病风暴来袭"，我们要经历的不
仅仅是这样一场跟随病原微生物的进阶之旅，还是一场跟随病
毒学家的环球之旅，我们的脚步将踏上马来西亚、刚果、坦桑
尼亚、澳大利亚……我们将和最前沿的病毒学家、流行病学家
一起直面微生物世界。

什么是流行病

2002 年 7 月上旬的一天，在美国田纳西州富兰克林郡，一个叫杰里米·沃特金斯（Jeremy Watkins）的 13 岁男孩在钓鱼回家的路上，捡到一只生病的蝙蝠。家里其他人都没有碰触蝙蝠，并且当杰里米讲完自己发现蝙蝠的经过后，继父明智地让他赶紧把蝙蝠放生了。

每天，类似的事件在世界各地上演着，牵涉成千上万野生动物，并且大多数都没有引发人类疾病。但是杰里米和这只特殊蝙蝠的相遇却大不一样。

在记录杰里米病例的美国疾控中心报告中，接下来的事件发展是以临床疗效的方式描述的。8 月 21 日，杰里米嚷嚷说头疼、脖子疼。一两天后，他的右胳膊发麻，有点发烧。更令人担心的是，他还出现了复视和持续的、伴呕吐的昏迷。3 天后杰里米被送往当地医院急诊室，但被医生误诊为"肌肉拉伤"而放回了家。第二天，他又被送回急诊室，这次高烧至 38.9℃。症状仍然持续，而且他出现了说话含糊、脖子发僵、吞咽困难的症状。

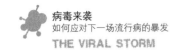

杰里米被转到当地一家儿童医院。到了 8 月 26 日，他无法正常呼吸或思考，而且嘴里直冒白沫。杰里米甚至焦躁到了拳打脚踢的地步，医生给他注射了镇静剂，并安上了监护设备。他的精神状态迅速恶化，到第二天早上完全失去了反应。8 月 31 日，医生宣布杰里米脑死亡，死因是吸血蝙蝠携带的狂犬病毒。

杰里米的家人不知道蝙蝠能携带狂犬病毒，更不知道病毒能由蝙蝠传染人类。他们不记得杰里米说自己被蝙蝠咬伤了，虽然他捡到蝙蝠带回家时肯定被蝙蝠咬了。他们不知道狂犬病的潜伏期一般是 3～7 星期，从杰里米接触蝙蝠到第一次发病的时间间隔，正好在这个区间里。对杀死杰里米的病毒进行的深入研究揭示，田纳西州常见的东方蝙蝠身上有各种狂犬病毒。

狂犬病病人的死亡过程很可怕。病人死前几天如同行尸走肉，给家属带来沉重的打击（见图 5—1）。它是少数几种几乎杀死所有感染个体的病毒。尽管当地医院急诊室将杰里米诊断为肌肉拉伤而送他回家是令人遗憾的事，然而事实上那时伸出援手也为时已晚。感染后若没有迅速进行狂犬病暴露后预防处置（postexposure prophylaxis），男孩必死无疑。

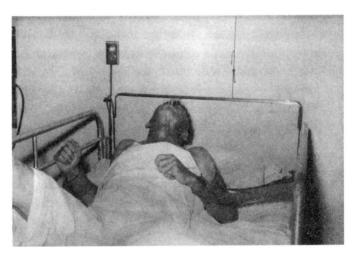

图 5—1　医院里被缚住手脚的狂犬病人

如果我们换一种视角来看，那么引发狂犬病的病毒不仅是一种致命的威胁，还是一项真正了不起的自然成就。这种病毒的外形呈子弹状，长 180 纳米，直径 75 纳米。如果将狂犬病毒一个挨一个地叠在一起，那么需要超过 1 000 个病毒叠起来，才有人的一根发丝厚。狂犬病毒的基因组十分微小，只有 12 000 个遗传信息，区区 5 种蛋白质。它简单、微小，却无比强大。

狂犬病毒虽然微小，却能完成相当复杂的任务。除了侵入细胞、释放基因、制造新病毒和向外传播这些基本任务之外，它还会耍一些独特的花招。从入侵点开始，病毒就偏爱沿着神经线路行走进入中枢神经系统。它在唾液里有选择地累积下来，传染到中枢神经系统的病毒颗粒改变了宿主的行为，增加其攻击性，妨碍其吞咽，制造宿主对水的极度恐惧。将临床症状综合来看，一次狂犬病毒感染使出现攻击性的宿主口吐携带病毒的白沫。一个丧失喝水或吞咽能力的宿主，更可能咬伤人。这一咬就给这种特殊病毒提供感染他人的机会。

尽管狂犬病令人胆寒，致命性强，但从全球范围来看，我们无需恐慌。一种病毒有极高的病死率，并不意味着它将成为一种流行病。全世界每年有超过 5.5 万人死于狂犬病，因此需要采取严格的公共卫生手段来防治，但这并不代表狂犬病有全球性大流行的危险。在美国疾控中心和其他公共卫生组织对狂犬病实施监测的所有年份里，从未发生一例人传人的病例。像杰里米·沃特金斯这样的死亡病例一样，所有狂犬病死亡病例都是独立的动物传染事件。因此，它还不够格成为流行病。

什么是流行病

那么，何为流行病（pandemic）呢？要给它下个定义还真有点麻烦。该词来源于希腊语 pan 和 demo。前者意思是"所有的"，后者意思是"人们"。

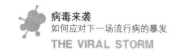

实际上我们几乎无法想象有一种感染源可以感染所有人类，这对于病毒而言是一个高门槛。在人类或者任一类宿主中，不同的个体有不同的基因易感性。由于某种基因免疫性，至少有几个个体可能不会感染上一种感染源。简单推断一下就会发现，扩散到任何种群里的每一个个体是几乎不可能的壮举。

我们知道人类乳头状瘤病毒（HPV）是感染人类病毒中最常见的一种[①]。它并非逢人必害。目前在美国14~60岁女性中HPV的感染率是30%，这是非常高的比例。在世界上其他一些地区，这个比例可能更高。值得关注的是，地球上大部分性生活活跃的人，无论男女，在他们一生中的某个时期总会感染上HPV。该病毒由超过200个不同的病毒株组成，所有病毒株要么感染皮肤，要么感染生殖器黏膜。一旦病毒侵入个体，一般要活跃数年甚至数十年。幸运的是，大多数HPV病毒株对我们无害。少数确实致病的病毒株一般引发癌症，最重要的例子是子宫颈癌[②]。

对于人感染病毒，我们仍旧只知道其中很少的一部分。也许有病毒比HPV感染的人群还要多，识别所有人感染病毒的工作才刚刚起步。近10年的研究已经识别了多种以前未知的人感染病毒。它们传染了很多人，但似乎没引发什么疾病。

TT病毒是以第一个感染者的名字命名的，这位日本人姓名的首字母是TT。目前对TT病毒的研究相当少，但该病毒也许在一些地区相当流行。优秀的苏格兰病毒学家彼得·西蒙得（Peter Simmonds）发表的一份研究报告显示，TT病毒的流行率差别很大，在苏格兰献血者中低至1.9%，而在非洲冈比亚居民中高达83%。好在TT病毒似乎对人体无害。

① 有一类病毒属于内源性病毒，严格说来它们不是"感染"我们，而是生活在我们的基因物质里。一些内源性病毒也许比HPV还要流行，但它们与自由生活的病毒，即外源性病毒有本质上的区别。这里我们主要关注外源性病毒。我们将在第7章再次看到这些内源性病毒。

② HPV和其他病毒引发很多全球性癌症风险，也为预防癌症提供了非传统的方法。我们将在第11章里详细介绍。

GB 病毒是另一种最近才识别出的、尚无多少研究成果的病毒，它感染了很多人。该病毒的名字来自一位叫作巴克（G. Barker）的外科医生，那时他所患肝炎的罪魁祸首被误认为是这种病毒①。我自己的研究工作告诉我，TT 和 GB 两种病毒是非常普遍的。我们使用很灵敏的检测方法去检测病毒，通常能看到它们俩。

但是，虽然 TT 和 GB 两种病毒很常见，但是它们也没有感染 100% 的人。因此若按照希腊语字面意思来定义流行病是不准确的。世界卫生组织已经将流行病分成六个级别，从只传染寥寥数人的一级病毒，一直到发生世界范围疫情的六级流行病。

2009 年世界卫生组织把 H1N1 定为流行病时，受到广泛的批评。但这是事实。H1N1 在 2009 年年初只感染了数人，可到了当年年底，世界上每个区域都有感染者。如果这都不算流行病，我不知道到底什么才算流行病。**我们是否将一种正在传播的微生物定为流行病，与其致命性无关。流行病只是病毒传播能力的标记。**就像我们在第 1 章里所说的，H1N1 病毒感染人群病死率不到 50%（其实连 1% 都不到），并不意味着它不会杀死数百万人或者构成巨大的威胁。

其实以我之见，人类被流行病包围却浑然不觉的情况是有可能出现的。如今，如果像 TT 和 GB 这样无明显症状的病毒进入人体并在世界范围内传播，我们可能都识别不出来。大多数监测疾病的传统医疗体系只捕捉引发明显临床症状的微生物，没有造成任何即时伤害的病毒就可能被忽略了。

当然，非"即时"伤害与"从不"伤害不是一回事。如果像人类免疫缺陷病毒这样的病毒进入人类并且在全球范围内传播，它在几年内都不会被检测出来，因为主要疾病的发病在初期感染后的某个时候。人类免疫缺陷病毒

---

① 我们也会在第 11 章再次谈到 GB 病毒。一些研究者认为，这种病毒不仅对人体无害；在某些情况下，甚至可能对人体有益。

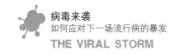

虽然一开始传播很快，但只引发较轻微的综合征，人类免疫缺陷病毒引发的主要疾病艾滋病几年后才会发病。由于检测新流行病的传统方法主要依赖临床症状，悄悄扩散的病毒可能会逃过人类的监测，在警报拉响之前已扩散到不可收拾的地步。

忽略下一个人类免疫缺陷显然会是灾难性的公共卫生失职。但对于新病毒，即便像 TT 和 GB 那样可能对人体完全无害，如果在人群中传播迅速，也需要加以监测。正如我们之前提到的，病毒会发生变化，它们会突变。它们能和其他病毒进行基因重组，将基因物质混合，生成新型致命性病毒。如果在人类中出现新病毒，并在全球范围内传播，我们就需要了解它。传播的良性病毒和传播的致命性病毒，两者可能只有一线之隔。

· · · · · · ·

在本书中，我们将流行病定义为**所有大陆上都有个体被感染到的一种新感染源（当然南极大陆除外）**。有人可能反驳说，从理论上来看，只要一打左右感染者就能达到这个流行病标准——每个大陆有几个感染者就行。也许这是对的，但一种微生物有如此广的传播面，而感染者却如此之少，实属罕见。如果这种情况成为现实，即便只有 12 个感染者，对我们所有人来说，仍意味着一种潜在的风险。

流行病是如何诞生的

就我们的研究目的而言，确定一种传播中的新型感染源真正演变成流行病的准确时间，还不如了解流行病是如何诞生的。在我开始从事流行病研究后，我想知道的是，一种完全非人类携带的感染源，是如何感染每一个大陆上的人群的。

　　2007年,我和之前提及的知识渊博的生物学家、地理学家贾雷德·戴蒙德、热带医学专家克莱尔·帕罗西安(Claire Panosian)共同研究出一套五级分类系统(见图5—2),用于研究一种只寄生于动物的感染源是如何在全球范围内的人群中传播开来的。系统里从只感染动物的感染源(一级)逐步过渡到专门感染人类的感染源(五级)。

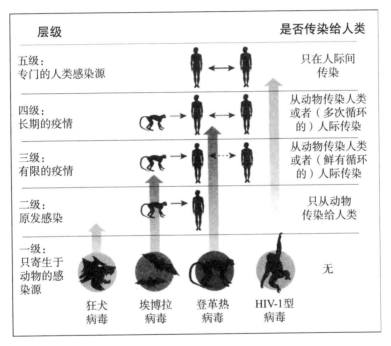

图5—2　感染源五级分类系统

● ● ● ● ● ● ●

　　在洛杉矶贾雷德的家里,很多个下午我和他在漫长的写作过程中思考这一进化过程。午休时我们停止写作,用想象实验的方式探讨病毒如何进行这样的跳跃。在我们想象的世界里,大多数人类疾病的源头甚至可能都来自动物。

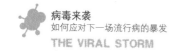

如今只有少数人居住在农村或者靠近农村的地方；极少数人仍旧以野生动植物为生，过着狩猎—采集者的生活。我们生活在被建筑和街道填得满满当当的世界，主宰这个世界的生命形式基本是我们自己。虽然人类占领了每一块大陆，人口数量达到 70 亿，我们其实只代表了地球上生物多样性中极小的一块。

正如第 1 章所讨论的那样，地球上的生物多样性大多数体现在肉眼看不见的世界，包括细菌、古菌和病毒。虽然我们人口数量巨大，遍及全球，但与生物的多样性相较而言，人类是暗淡无光的。就连我们身上的微生物多样性也是这样，哺乳动物的微生物多样性大多数体现在其他动物身上而不是人类身上，有些动物的微生物库存比其他动物要丰富。例如果蝠是臭名昭著的储主物种，它们经常生活在大规模的部落里，是频繁流动连接多个地区的"旅行家"，保持着高水准的微生物多样性。一般群居果蝠的微生物多样性远胜于主要过定居生活的二趾树懒。

简而言之，地球上估计有超过 5 000 种哺乳动物，而只有一个人类物种。与从其他哺乳动物那里**已经**感染我们的微生物多样性相比，**能够**感染我们的微生物多样性实际上已多于前者，并将总多于前者。这就是为什么我们将这一过程概括为一个金字塔形，一级里的微生物多样性最为丰富。

我们已经看到，大多数可能引起新型人类流行病的微生物，都寄居在动物身上。家畜当然意味着一种威胁，但正如前面所讨论的，它们身上大多数不得不贡献给人类微生物库的微生物，都已经跳到人类身上了。现在来自家畜的更多威胁，是它们作为桥梁让野生动物的微生物迁移到人群中。而且，虽然家畜的实际数量相当多，但它们只代表了哺乳动物多样性中很小的比例，因为我们只驯养了很小比例的动物。显然，若出现新型流行病，源头在野生动物。

．．．．．．．

20 世纪 90 年代我在马来西亚进行博士研究工作时，曾与成就卓著的寄生虫学家珍妮特·考克斯（Janet Cox）和巴比尔·辛格（Balbir Singh）共事。珍妮特和巴比尔设计出在小小的实验室滤纸（看似普通但厚实的白纸）上干透的血迹里，检测疟原虫的创新方法。这项技术使在偏远地区进行实地筛查或者样本搜集变得更加便利。因为血很容易变干并能室温保存，这种方法使没有电的地区不必烦恼冷藏样本的设备如何运行。珍妮特和巴比尔教我如何使用这些实验室技术，并且和他们可爱的孩子詹姆斯和塞丽娜一起向我介绍迷人的马来西亚吉兰丹州（Kelantan）。

在我待过的东南亚国家里，如今几乎到处展示着喧嚣与活力，而吉兰丹州的生活节奏是最悠闲的。在吉兰丹迷人的风景里，有一处尤其勾起我和巴比尔、珍妮特的科学兴趣——采摘椰子的短尾猴。这是一种独特的劳作方式，马来西亚北部和泰国南部的一些椰农和短尾猴一起劳作。短尾猴是一种东南亚猴子，被训练着爬棕榈树和采摘椰子。一只训练有素的猴子一小时可采摘多达 50 个椰子——的确是一个好帮手。

一天晚餐后，巴比尔告诉我们他听到的一则消息：有个男子得了一种特别严重的神经系统疾病，症状显示是由一种病毒或是其他感染源引发的。这个男子平时会和短尾猴帮手一起采摘椰子。

短尾猴与其训练者之间密切而长久的关系，为我们提供了一个理想的机会，来研究我和贾雷德、克莱尔研发的分类系统中的一、二级微生物。我们能够研究动物所携带的微生物，并且监测其是否突破物种障碍，跳到人类身上。致命的疱疹 B 病毒就是我们更关注的调查目标之一。

疱疹 B 病毒也许听上去并不可怕，但它是人感染病毒中病死率最高的病毒之一。奇怪的是，该病毒寄生在短尾猴身上，几乎完全是良性的，也许它

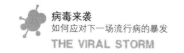
会让这些猴子有些不适，但绝不会致命。当病毒跨越到人身上，就可能引起严重的神经系统症状并导致死亡。在西方，有很多灵长类动物训练者感染上病毒的记载，包括一位年轻女性令人扼腕的病例：她在亚特兰大耶基斯地区灵长类动物研究中心（Yerkes Regional Primate Research Center）工作，因笼中一只短尾猴的唾液溅到她眼睛里而感染上病毒。那时候尽管椰农们每天和短尾猴一起干活，几乎不采取任何防护措施，但没有人记录吉兰丹椰农遭到感染的病例。

对我和珍妮特、巴比尔而言，研究吉兰丹短尾猴和其训练者，为我们提供了一种有趣的方式来监测病毒进入人群的传染门户，让我们目睹流行病诞生过程的第一阶段。但是与小杰里米·沃特金斯染上狂犬病毒的病例一样，我们不指望看到疱疹B病毒走出二级微生物之列。它们作为感染源四处跳跃，但没法在人际间传播。虽然受害者可能死于病毒感染，但由这些猴子传染给人的病毒永远不会传染给病人家属或者其他人。因此，疱疹B病毒不会引起流行病。要研究流行病，我们需要找另一种病毒。

· · · · · · ·

地球上人类和动物的接触，使微生物的流动经久不息。每天数百万人接触动物微生物，一些罕见的感染会导致死亡，更多的是来去匆匆的良性感染，比如宠物猫狗身上的细菌。从微生物的角度来看，大部分二级病毒的跳跃都代表着死路一条：它们感染单个个体，如此而已。

但有时候会发生对人类来说，可能很关键的事：一个四处跳跃的微生物可能会从一个人身上迁移到另一个人身上。如果一个微生物做到这一点，它就步入到三级病毒的行列，向一种流行病迈进了。

2007年8月下旬，刚果民主共和国西开赛省（Kasai-Occidental Providence）一个偏远地区出现一种不明疾病的信息，慢慢汇总到卫生部门。疫情中心是列博（Luebo），一个有着某种历史重要性的小镇，它是 20 世纪早期，轮船在拉拉河（Lua Lua River）上能够航行到达的最后一个目的地。病例报告列举了很多不良症状——发烧、头痛严重、呕吐、腹痛、血性腹泻和脱水严重。首批病例的确诊时间为 6 月 8 日，在两位村长的葬礼之后。令人关注的是，第一批感染者都是在葬礼上帮忙的人。

疾病的临床症状和与葬礼的联系，促使刚果卫生部门考虑病患感染埃博拉（Ebola）的可能性。埃博拉是一种通过直接接触血液和体液而传播的病毒。卫生部门随即采取行动。刚果研究小组的负责人是让-雅克·莫耶比（Jean-Jacques Muyembe）教授，刚果国家生物医学研究所所长。他明朗的笑容和谦谦风度让人难以注意到，他也许是世界上对付病毒性出血热①最有经验的人。

让-雅克和其研究小组召集了长期合作者，包括世界顶尖病毒学家艾瑞克·勒罗伊（Eric Leroy），他负责中非唯一一所高封闭生物安全防护四级实验室，能够研究世界上最致命的病毒。勒罗伊、莫耶比和来自美国疾控中心以及像无国界医生组织（Medicins Sans Frontieres，简称 MSF）这些其他团体的同仁们一起工作，努力控制列博镇疫情。他们对病毒的一小部分遗传信息进行测序，发现该病毒实际上就是埃博拉病毒。

埃博拉出血热给刚果民主共和国和全世界人民带来恐惧。埃博拉病毒杀人既快又狠，它也向外传播。尽管 2007 年列博镇疫情中的确切

流行病大事记
THE VIRAL STORM

埃博拉病毒杀人既快又狠，它也向外传播。尽管 2007 年列博镇疫情中的确切病例数不得而知，但感染人数大约有 400 人。所有病例都由一个病毒引发感染，这个病毒从一个动物身上跳到首位人类受害者身上，随即四处传播，大约 2/3 的感染者身亡。

---

① 病毒性出血热，像拉沙热（Lassa fever）、埃博拉等，其患者都会出现严重的临床症状，包括明显的水肿、毛细血管破裂、大面积出血、低血压和休克。

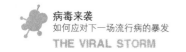

病例数不得而知，但感染人数大约有 400 人。所有病例都由一个病毒引发感染，这个病毒从一个动物身上跳到首位人类受害者身上，随即四处传播，大约 2/3 的感染者身亡。

公众对埃博拉病毒的关注，部分原因是我们对如此致命的病毒了解甚少。事实是它基本上还是一种制造灾难，而我们却束手无策的病毒。

我们所知道的，就是埃博拉病毒偶尔会在人类中出现。我们知道它能够从多个动物物种进入人类。勒罗伊和他的同仁们已经在几个蝙蝠物种中识别出了埃博拉病毒，将这些蝙蝠锁定为可能的储主。一系列研究也记录了埃博拉如何影响大猩猩、黑猩猩和一些森林羚羊物种。我们知道它目前是向流行病迈进的三级微生物：虽然还未达到持续传播的地步，但它能传染人类和在人际间传播。实际上，它是一种可能引发地区性疫情的病毒。

我们与勒罗伊及其同仁一起，深入研究引起 2007 年列博镇疫情的病毒，以及一年后的 2008 年 12 月，在刚果民主共和国同一地区暴发的规模稍小的疫情。我们发现引起这两次疫情的几乎是同一种病毒，一种全新的最致命的埃博拉病毒：扎伊尔埃博拉（the Zaire group）。

显然，列博镇疫情源于一种新的变异体病毒。这意味着能够从动物跳到人类身上的病毒，其基因池比我们想象得要深。现在我们明白了，新型埃博拉病毒有可能进入人类，这个人也许是捕获野生果蝠或者宰杀其肉的某个人，这意味着我们可能还没有看到埃博拉病毒的所有能耐。目前我们将其归为三级感染源，但我们的研究成果说明，有更多未被发现的埃博拉病毒变异体，它们能够感染人类。某个独特而未知的、在动物间传播的埃博拉病毒，有可能将传播范围扩展到比过去任何一种埃博拉都要广泛。

埃博拉病毒处在微生物分类系统合适的层级上吗？它能够在金字塔分类系统中向更高的级别迈进吗？从流行病的视角来看，迄今为止所有埃博拉出血热大流行都"胎死腹中"。这些病毒会四处传播，但传播范围相当有限。

与靠偶然接触或者空气传播的流感病毒不同，从已研究的埃博拉出血热疫情的大部分病例来看，其感染都是由与重病患者有血液和体液的亲密接触所致。通常人们在操办受害者的葬礼，或者照顾病患的时候被感染上。传播的局限性使广泛、持续传播变得不太可能。

在微生物种群里，埃博拉病毒要想成为一种流行病，还有其他劣势。埃博拉病毒所引发的危重病情十分特别，也与其传播能力相吻合。因为其他病毒引发的症状鲜有像埃博拉这样严重，所以医生能够相对迅速地确诊病例，隔离病人，从而遏制病毒传播。像美国疾病预防控制中心和无国界医生组织这样的组织，就采用了这种方法平息埃博拉疫情：医生介入，隔离受害者，避免与其血液和体液的接触。对迄今为止出现的埃博拉病毒来说，这是一种行之有效的防控举措。但对于更敏感的病毒来说，这种策略通常不能奏效。

非洲偏远地区的疫情

1996—1997 年间，在刚果民主共和国曾暴发过另一种疫情。这次疫情持续有一年多，虽然统计数字不一，但可能有 500 多人被感染。像埃博拉出血热一样，病例的临床表现开始是发烧、头痛和身体虚弱。几天后他们不像埃博拉病患那样出现出血症状，而是发展为全身脓疱的严重皮疹，通常脓疱首先出现在脸上。症状有点像天花——人类历史上最严重的疫情，但那又不可能，天花在近 20 年前已经被消灭了。

导致这次疫情的病毒不是天花,但与天花病毒属于同一类(正痘病毒属)，叫作猴天花。猴天花感染人类可能有很长时间了，但第一次被正名是在 1970 年，那是在消灭天花运动期间。之前的猴天花病例可能都被误诊为天花。虽然目前还不知道猴天花病毒的终极动物储主是谁，但可以确定不是猴子，而

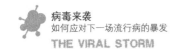
是松鼠或者其他啮齿类动物。因为该病毒能感染非人类灵长类动物物种，偶尔出现的人类病例来自与被感染的猴子的接触，因此会出现猴天花这样的误称（图5—3）。

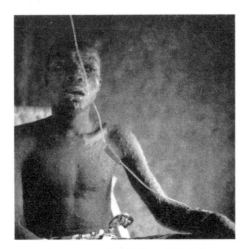

图5—3　一位感染猴天花的少年

2005年以来，我一直与来自加州大学洛杉矶分校的流行病学家安妮·里穆因（Anne Rimoin），以及她在刚果民主共和国的同仁们，包括让-雅克·莫耶比，一起进行猴天花的研究。在世界上最偏僻的一些地区，对猴天花之类的新型疾病进行高质量监测困难重重。近10年来，安妮的大量时间用于推进该项工作的进行。她力图容光焕发地做事，我曾看到她在刚果民主共和国中部的一个乡镇，对着一辆越野摩托车反光镜画眼线（见图5—4）。

2007年我们发表报告称，猴天花不单单以疫情的形式出现。安妮和其同事们的长期研究结果表明，可能应将该病毒视为存在于人类中的疾病，是人类世界的一个永久组成部分。安妮和她的研究小组没有采用传统方法调查猴天花疫情，而是在已知的传染区建立监测点。经过持续的监测，答案很明确：这里全年都有猴天花病例，并且病例数越来越多。

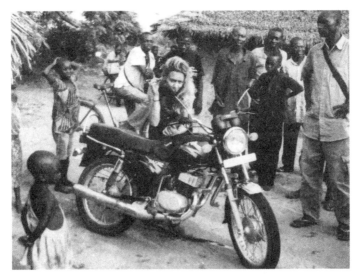

图 5—4　在刚果民主共和国的安妮·里穆因博士

我在这些地方总能见到猴天花病例。一些病例是接触到受感染的动物所致，但很多病例是人传人的结果，这表明该病毒完全转向新的宿主物种。

你也许会问，这些可怕的猴天花病例怎么会悄无声息地存在？答案是，我们的研究地都在世界上最偏远的地方。仅仅是到达这些地方，就需要乘坐专门的小飞机，或者沿着刚果河支流经历为期 3 周的航程（还只能在雨季成行）。那里环境艰苦，风景秀美，几乎没有公路可达。大多数村庄之间由简陋的乡间小路连接起来。有时候研究者骑着笨重结实的越野摩托车，行驶长达 10 小时才能到达一个病例所在地。避开鸡和猪就是一个重要挑战。

尽管我们的刚果同仁们展示出惊人的奉献精神和才能，但目前投入到刚果民主共和国卫生事业上的

流行病大事记
THE VIRAL STORM

世界上偏僻的村落可能存在新型病毒和疫情，只因为交通不便而不为外界所知，所以我们需要密切关注这类地方。

微薄资源，显然不能完全满足这一面积是法国 4 倍的国家的需求。就出现新型病毒而言，这是世界上最重要的地方之一。毫无疑问，如果没有对监测这

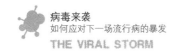

些病毒的基础设施进行必要的投资，那么一个彼此相连的世界注定会遭受更多流行病的侵害。

· · · · · · · ·

猴天花是否有可能跻身四级感染源群落还有待观察。达到第四级的微生物能专门在人类中存活，同时继续寄生于动物储主。四级微生物包括我们在第4章里讨论过的登革病毒。登革病毒不仅寄生于人群中，也通过蚊子在非人类灵长类动物中传播，存活于一个森林系统里。

四级微生物代表着通向人类专有微生物之旅的最后一步，它们也为公共卫生带来特别的麻烦。科学家最终成功研制出登革疫苗，将惠及无数人，但仅研制出疫苗并不意味着我们能够消灭登革热。即便每个人都接种疫苗，但病毒仍能够在亚非森林里的猴子身上存活，就意味着它还有可能重新进入人群。

猴天花仍然位列三级感染源，但情况无疑会发生变化。自2007年我们开始研究以来，刚果民主共和国的猴天花病例一直在增加。一部分原因是自1979年消灭天花以后，天花免疫项目就停止了。随着越来越多未接种天花疫苗而成为易感人群的孩子出生，病例数出现了稳步增长。而且每增加一例病例，对一个特定的猴天花来说，就代表了一次跳跃或者变异的机会。这些病毒中的某一个就有可能扩散，将猴天花推向下一个层级。这就是我们要密切监视这一特殊病毒的原因。

第一个真正的流行病

通往成为人类专有微生物的道路上，只有极少数微生物成功了。这些微生物是现代疾病控制的重心。像人类免疫缺陷病毒这样的病毒，一般被视为人类专有微生物，细菌中的结核杆菌和寄生虫中的疟原虫也是这样[1]。但确定人类专有微生物往往很困难，除非我们有野生动物疾病的丰富数据，否则很难知道一个被认定的人类专有感染源，是否可能有一个隐藏的储主，使其能够重新进入人群。而我们对野生动物微生物多样性的了解尚处在起步阶段，知之甚少。

像人乳头状瘤病毒和单纯性疱疹病毒这样的感染源，当然是只寄生于人类的，但它们可能已经与人类相伴数百万年。人类免疫缺陷病毒这样的感染源让我们进入了灰色地带。在约 100 年前孕育出的人类免疫缺陷病毒，还会继续寄生在黑猩猩身上吗？科学家已在黑猩猩身上发现了与人类免疫缺陷病毒很相像的病毒，但我们还未对自然界所有黑猩猩进行取样，因此可能人类近亲身上也有这种病毒。同样，鉴于我们近期在一些非洲猿类身上看到疟原虫的多样性，一些森林猿类群落与人类共有"人类"疟疾是可能的。

储主的问题很重要。1979 年我们彻底将天花疫情从人间铲除，这大概是公共卫生史上最了不起的成就。但是对于天花的起源，尚有很多谜团。

天花似乎首次出现于驯养革命时期。证据表明它有可能源自一只感染了已知与天花亲缘关系最近的病毒骆驼痘病毒的骆驼。但骆驼很可能是使病毒从啮齿类动物身上跳跃过来的桥梁宿主，大多数像天花这样的病毒都寄生在啮齿类动物身上。如果是这样，会有一种病毒寄生在非洲、中东或者中亚一些啮齿类动物身上，离我们很近吗？这会是一种与天花相近的病毒，将要重

---

[1] 虽然人类疟原虫是通过蚊子在人际间传播的，但它们依然被视为"人类专有感染源"。这是因为它们没有其他已知动物储主，并且在复杂的生命周期里离了蚊子和人都无法存活。如果确定有其他哺乳动物能感染其中一种，那么它们就将降为四级微生物。

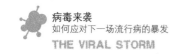

出江湖并在人际间扩散吗？如果是这样，它也许看上去很像猴天花；并且跟猴天花一样，也许多半被我们忽视了。

· · · · · ·

我们认为天花绝对属于五级感染源，此级别的病毒已达到能够仅寄居于人类的程度。人们付出了艰辛的努力成功将天花消灭，我们应为此而自豪。

天花位列五级感染源是实至名归，它可能是杀死最多人口的病毒。驯养革命之后，人口和家畜（如骆驼）数量的增长，为病毒在人类中找到一个真正的落脚点提供了条件。

我们可能永远无法准确知道，什么是第一个真正的流行病，但天花是一个好的候选者。在可能的骆驼源头出现之后，天花在整个旧大陆传播开来，但从没有传染到新大陆土著人群中。在约 500 年前，全球性旅行开始，新、旧大陆相连接，天花就有了迁移的机会。它害死了美洲数百万毫无招架之力的居民。那种跨越大陆的跳跃，就说明天花最有可能是第一个真正的流行病。

到了 18 世纪中叶，天花不仅扩散到世界各地，而且几乎在所有地方都站稳了脚跟（除了一些岛国）。它四处害人，在 18 世纪，天花在欧洲一年大约要害死约 40 万人，其他地区的死亡率可能更高。

THE VIRAL STORM

THE DAWN OF A NEW PANDEMIC AGE

小结

发现新大陆 500 年以来，人类旅行、探险和征服世界的步伐明显加快——正好与天花大流行相吻合。全球交通枢纽将人和动物联系在一起，促进了新型病毒的出现。这些连接会催生出一个互联世界——一个容易被流行病侵害的世界。

地球村与流行病时代

1998 年，分别在澳大利亚和中美洲从事研究工作的科学家们宣布，他们在科考地所在的森林里发现了大量死青蛙。这一青蛙大规模相继死亡事件显得特别离奇。

全球两栖动物数量减少已有一段时间了，但这些不断增加的死青蛙事件发生在未经开垦的处女地，这些地方几乎不可能接触到人类城市制造的有毒物质，或者其他人为的环境威胁。实地生物学家和旅行家们同时发现大量死青蛙散落在林地上，这一景观着实罕见。因为食腐动物会很快吃掉动物死尸，死青蛙这么多，说明食腐动物已经吃饱了，这些都是剩下的。事实上这只是冰山一角，一场毫无预警的两栖动物大屠杀正在发生。

奄奄一息的青蛙都呈现出相似的可怕症状。它们变得无精打采，皮肤脱落；如果四肢朝上，自己往往无力将身子翻正（见图 6—1）。消息首次发布后的数月里，人们给出很多可能的解释——污染、紫外线、疾病。但是青蛙尸体的特别分布方式，最像是受到了一种感染源的侵害。动物一个地方接着

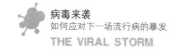

一个地方、波状的死亡扩散方式显示，这是一种微生物的扩散，一种横扫整个中美洲和澳洲青蛙世界的传染病。

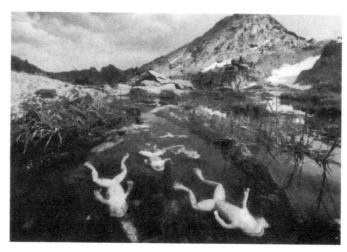

图 6—1　被两栖壶菌杀死的青蛙

谜团在 1998 年 7 月被揭开，一个国际科学家团队报告了青蛙疾病的罪魁祸首。该团队找到证据证明，绝大多数相继死亡的青蛙感染了一种特殊的真菌。他们识别出这一毒蛙真菌就是壶菌（Batrachochytrium dendrobatidis）。壶菌以前被认为只存活于昆虫和腐烂的蔬菜上，但科学家们在很多死青蛙上发现了它的踪影。令人关注的是，当他们从死青蛙身上刮下真菌，并将其传染给实验室里健康的蝌蚪时，致命的病症再次出现。这说明罪魁祸首就是真菌。

自从 1998 年科学家报告首例青蛙死亡事件以来，在有青蛙生活的所有大陆上都有壶菌的记载。它既能在海平面上存活，又能在海拔 6 000 米的高地上任意肆虐。它还是一个杀手；仅在拉美，壶菌就让 113 种特别美丽的五彩蟾蜍里的 30 种灭绝了。地球的多样生物中永远少了这 30 个物种。

虽然科学家们如今详细记载了壶菌的扩散和破坏性，但尚有很多未解的谜团。在壶菌出现之前，两栖动物种群数量已大规模减少。因此壶菌不是全球青蛙数量锐减的唯一原因，但肯定是原因之一。另一个关键因素是，随着近几百年来人类足迹的不断拓展，青蛙赖以生存的栖息地不断减少。

真菌来自何方，如何传播？这些问题大部分尚未解决。对来自南非的分类标本的研究显示，至少从 20 世纪 30 年代开始，真菌已开始感染非洲青蛙，几十年后传播到其他大陆，这就意味着真菌起源于非洲。但在某个时刻，真菌开始向外蔓延，而且态势迅猛。它如何迅速传播到如此广阔的区域？

一种可能性就是青蛙的出口。在南非发现壶菌早期证据的研究人员也注意到，一些被感染的青蛙物种通常用于人类验孕。当实验室技术员将孕妇尿注射到非洲爪蛙身上时，它就会排卵——形成今天普遍使用的怀孕试纸的早期版本！20 世纪 30 年代早期发现了这一人类验孕方法后，数千只验孕青蛙被运输到世界各地，它们也许就携带着壶菌。

但这可能不是引发壶菌全球性传播的唯一原因。因为在壶菌的生命周期中，有一个阶段会积极在水里传播，水也是一个可能的传播因素。人类流动当然也是原因之一，我们的鞋子和靴子至少要负一部分责任。

壶菌引发全球性青蛙死亡事件，并且在某些情况下使整个青蛙物种灭绝，这对地球上野生物种群而言，是一个不幸的损失。李·伯杰（Lee Berger）是首批识别出壶菌的研究者之一，2007 年他在向来保守的科学期刊上发表论文时，用颇不寻常的语言写道："（壶菌）对青蛙造成的影响，堪称有史以来疾病对脊椎动物生物多样性实施的最惊人的破坏。"

壶菌事件也为认识一个更大的现象提供了重要线索。这一现象的

流行病大事记
THE VIRAL STORM

近几百年以来，人类已构建了一个互联世界。这个世界里，人类确实能够做到所穿的靴子今天踩在澳大利亚的泥地里，明天就踏进了亚马孙河。这种世界性大流动给像壶菌这样的感染源提供了一个大显身手的全球性舞台。

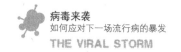
影响面远远超过了两栖动物。近几百年以来，人类已构建了一个互联世界。这个世界里，生活在某处的青蛙被运到它们以前从未存在过的地方。这个世界里，人类确实能够做到所穿的靴子今天踩在澳大利亚的泥地里，明天就踏进了亚马孙河。这种世界性大流动给像壶菌这样的感染源提供了一个大显身手的全球性舞台。

在我们生活的星球上，微生物不再数百年偏居一隅而不与外界接触。如今我们处在一个微生物一体化的星球上。好也罢，坏也罢，它是**同一个世界**。

人类远游的潜能独一无二

我们是如何走到这一步的？很多生物体能够自行短距离移动。像细菌这类的单细胞生物体有小鞭子似的尾巴，即鞭毛，使它们得以移动，但鞭毛无法把细菌挪至远处。植物的种子和真菌的芽孢经风扬起，有可能被动地迁移。它们也采用让动物帮忙迁移的方法，这就是某些水果和像壶菌这样的真菌芽孢存在的原因。然而，鲜有地球生物在其生命周期里定期到几公里外远游。

地球上大体静态的生命里也有精彩的例外，其中之一就是椰子树。椰子树的种子（就是椰子）像很多其他的漂流种子（drift seeds）一样，进化出既有浮力又防水的特征，使它们可以借着洋流到遥远的地方旅行。动物中一些种类的蝙蝠和鸟儿是远游能手。最好的例子可能就是北极燕鸥，它也许是地球上除了人类之外最能迁徙的物种。北极燕鸥每年都会从北极的繁殖地飞往南极，然后再飞回北极。

但是鸟和蝙蝠虽然有翅膀，它们中的大多数实际上都生活在离出生地很近的地方，只有几种像北极燕鸥这样进化为定期向远方迁徙的物种。流动性很高的物种，不管是鸟、蝙蝠还是人，对维系微生物生命和传播微生物特别重要。

灵长类动物中，只有人类在一生中都有可能远游。这不是说其他灵长类动物只在原地待着，几乎所有种类的灵长类动物每天都四处觅食，并且年轻的灵长类动物在交配前总会从一个地方迁移到另一个地方。但在地球上，不管是灵长类动物还是鸟类，没有什么在远行速度上能跟人类相提并论。人类远游的潜能，现在包括登月在内，在地球生命史上是独一无二和前所未有的，但一些后果也随之而来。

‧‧‧‧‧‧‧

距今几百万年前，人类就正式开始靠双脚周游世界。直立行走便于四处转悠，使人类拥有了超越猿类表亲的优势。并且正如第 3 章所言，这造就了人类在自己的环境中与微生物互动的特有方式。但是人类今天有能力以不可思议的方式满世界旅行，是始于对船舶的使用。

有关船舶的最早考古证据，出自距今约 1 万年前。这些在荷兰和法国被发现的船舶——也许称之为木筏更好，因为它们是由捆在一起的圆木制成的，可能主要用于淡水航行。最早的海洋航行船舶证据是由一队英国和科威特考古学家发现的。他们在 2002 年报告发现了一艘 7 000 年前的船只，这毫无疑问是用于海上航行的。

利用遗传学和地理学知识，我们估算出人类首次使用航海船只的时间要早很多。澳大利亚和巴布亚新几内亚的土著人也许能提供最好的佐证。将澳洲人的基因与世界上其他人的基因相比较，我们能得出结论：至少 5 万年前就有人到达澳洲了。

那时候地球上较为寒冷，正值一次冰川期的高潮。地球上更多的水被锁在冰里，海平面较低，露出连接今天岛屿的一片片陆地。印度尼西亚群岛的很多岛屿被这些所谓的大陆桥连接在一起。

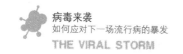
尽管大陆桥在冰川期暴露在外，但我们知道没有人能步行到澳洲。尤其在今天的印度尼西亚巴厘岛（Bali）和龙目岛（Lombok）之间有个深水航道，是个大约35千米长的海峡，必须坐船航行才能通过。因此，我们推测这些早期人类至少也使用了某种形式的航海工具。

我们对这些早期的澳洲居民知之甚少，只知道他们是在驯养革命之前到来的，所以并没有随身携带动物。不过，他们的迁移影响了他们与微生物的关联方式。当他们第一次从巴厘岛横跨到龙目岛时，面对的是全新的动物种类。

巴厘岛和龙目岛之间的海峡，正好位于华莱士线上（见图6—2）。这一著名的地理分界线是以19世纪英国生物学家阿尔弗雷德·拉塞尔·华莱士（Alfred Russel Wallace）的名字命名的。他与查尔斯·达尔文共同提出了自然选择理论[①]。虽然巴厘岛和龙目岛之间的距离，并不比印度尼西亚群岛几百个岛之间的很多航道长，但华莱士发现航道两边的动物种群有很明显的差别。虽然他当时没有今天我们所拥有的精确的冰川期水平面模型图，但他猜测这一生物分界线的存在，是因为巴厘岛和龙目岛之间从来没有大陆桥相连接。我们现在知道他的猜测是对的。

其他动物也像人类一样，从大陆桥中获益。但与这些有船的早期居民不同，不能远距离飞行的动物群落，主要在深水屏障的某一边扎根。第一批探险者离开亚洲奔赴澳洲大陆，途中从巴厘岛跨越35千米到达龙目岛。这段水域乘船是相当短的旅程，但对灵长类动物而言却是一次巨大的飞跃。跨越这条分界线后，这些早期的探险者就进入了一个之前从没有猴子或者猿类出没的世界。他们也遇到了全新的微生物。

---

① 华莱士的一生充满了传奇色彩。他不像共同提出自然选择理论的同时代人达尔文那样在舒适的船上开始研究工作。他的旅行很节俭，远征的费用靠沿途出售标本赚得。戴维·昆曼（David Quammen）的著作《渡渡鸟之歌》（*The Song of the Dodo*）中有关于他的传记，以及有关他在印度尼西亚群岛研究成果的浅显而详细的论述。

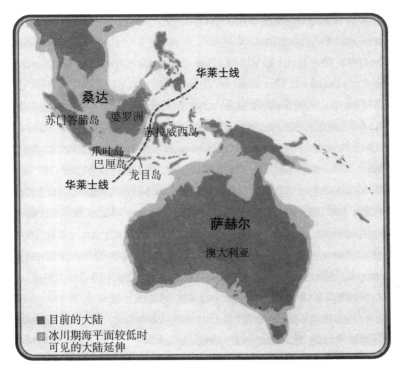

图6—2　华莱士线和曾将岛屿连接在一起的大陆桥

　　这些早期的定居者必定染上了澳洲动物和其所携带微生物引发的新型疾病。但这些感染源可能总体上对人群的影响有限，因为小规模定居者不可能养活很多种感染源。

　　我们很难准确了解第一批跨越华莱士线的人类的旅程是什么情形。也许是小分队出行的殖民事件，随后全军覆没。也许在较短时间进驻新大陆后，他们建立起临时基地，与我们登月几乎一样。殖民新大陆所采取的实际方式，应该对确定两个方向微生物的流动都有重要的影响。虽然这些首批澳洲人肯定与留在巴厘岛的"大陆人"有一些联系，但接触可能很不频繁。一些有可能长期感染人类的新型澳洲感染源，借此能够首次成功入侵亚洲那一端的人口。

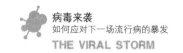
继首次澳洲殖民之旅后，约4万年以来，人类一直乘船开拓新大陆，出行频率越来越高。对于后面多次旅行的情形，和它们如何从微生物角度与远方大陆发生关联，我们已掌握了相当丰富的知识。近代之前航海殖民的高潮，可能出现在南太平洋的波利尼西亚人部落。

在这些波利尼西亚人的探险之旅中，最不可思议的是2 000多年前首次发现了夏威夷①。对于第一批幸运的定居者而言，发现该岛可能就像在大海里捞到针一样。给大家一个空间概念，夏威夷群岛里最大的岛屿，也叫作夏威夷，直径约160千米。而南马克萨斯，这个其居民最有可能是首批夏威夷殖民者的岛屿，在约8 000千米之外。

我们可以想象一下射箭手射中靶心的情形。想象我们将一位奥林匹克射箭选手的眼睛蒙上，然后转动他的身子，并让他去射中靶心——射中概率和波利尼西亚人发现夏威夷的概率是一样的。可想而知，在幸运最后降临之前，有多少船只和船上的人遭遇到失败或不幸。

在长途旅行中，波利尼西亚人可能主要靠捉到的鱼和雨水补充供给，但是他们所携带的动植物堪称一个名副其实的生物大汇展。他们带上了甜土豆、面包果、香蕉、甘蔗和甘薯，也带着猪、狗、鸡和（可能无意间）捎上船的老鼠。所有这些驯养物种的携带，意味着小型船队不仅为波利尼西亚探险者捎上了维系生命的食品，也带上了迷你型微生物库。这些微生物将四处传播，并与殖民地的微生物进行混合。

---

① 波利尼西亚人有着卓越的航海技能。他们的船只虽然构造简单，但很适合航行。历史上，在西方船只几乎都只在陆上视线所及范围航行时，波利尼西亚人已穿梭于世界最大洋的广阔海面。他们的轮船就是双体独木舟。每只独木舟都由树干挖成，作为甲板的横梁板将两只独木舟连在一起，用椰子纤维和汁液填充船体缝隙。

交通革命加速病毒传播

尽管波利尼西亚人的船队之旅在当时辉煌一时，但与 15、16 世纪出现的全球性航海探险相比，就黯然失色了。等到 15 世纪后期，欧洲人到达新大陆时，成千上万艘巨型帆船穿梭于大西洋、印度洋和地中海水域，将人、动物和货物在旧大陆各个国家间来回运送。

天花对新大陆人口的影响，是我们知道的最明显的例子，来说明航运所形成的联系方式，能够影响微生物的传播。据估算，在欧洲殖民期间，由船只带到新大陆的天花病毒杀死了住在阿兹特克、玛雅和印加文明区多达 90% 的居民，这是一场惨绝人寰的大屠杀。而天花只是这一时期沿着航海线扩散的众多微生物之一。

交通运输的每一次重要发展，都会改变人口间的联系，并同时对新型微生物的传播产生影响。轮船作为唯一长距离运输工具的局面，不会长久存在下去。公路、铁路和航空运输为人类、动物以及微生物的迁移提供了新的联系方式和路线。就微生物而言，运输革命简直是一场连接革命。这些技术永远改变人类传染性疾病性质的连接方式，使微生物的扩散效率实现了飞跃。

• • • • • • •

使用道路的各种方式古已有之，远远早于使用水路作为交通运输方式。黑猩猩和波诺波黑猩猩会开辟森林小径，并利用小径使自己在领地里的活动更为方便。这是我在乌干达西南部基巴莱森林国家公园对黑猩猩进行研究时所掌握的第一手资料。带领我做这项研究的哈佛教授理查德·兰厄姆利用这些小径使自己对黑猩猩的观察更为方便。

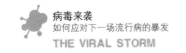
　　兰厄姆的博士研究是在珍妮·古道尔在坦桑尼亚建立的贡贝鸟兽自然保护区进行的。他批评了在贡贝发现的一些情况，因为那里的黑猩猩通过吃派送的食物，适应了人类的存在——为了让黑猩猩和人类研究者安心相处，人们给它们吃大量香蕉和甘蔗。兰厄姆觉得，派送的食物使黑猩猩行为发生了一些细微变化，因此当他在基巴莱建立自己的研究基地时，采用了强硬方式让黑猩猩适应人类的存在——让他的团队跟着黑猩猩，直到它们放弃躲避，再也不逃得远远的。此举实际上夯实并延展了黑猩猩活动的自然路径[①]。

　　正式的道路建设大约始于五六千年前，那时整个旧大陆文明中开始用石头、圆木和稍后出现的砖块，使人、动物和货物得以流动。之后在 18 世纪末和 19 世纪，法国和英国修建了第一批近代公路。这些公路采用多层铺设，装有下水道，最后浇筑水泥，十分坚固耐用，可全年承载数量庞大的来往车辆。

　　当然，全世界现代公路的分布并不均衡。在欧洲和北美一些地区，大多数有人烟的地方都有公路通达；而我在中非工作过的一些地方，几乎无公路可至。显然，公路通到新的区域既带来了积极影响，也招致了负面效应。对很多农村社区来说，公路解了燃眉之急，因为有了直达市场和医疗卫生机构的通途；但从全球疾病控制角度来看，公路是把双刃剑。

· · · · · · ·

　　要说繁荣的公路建设对微生物流动的影响，最显著的例子之一便是人类免疫缺陷的扩散。我曾在人类免疫缺陷遗传学家弗朗辛·麦卡琴（Francine McCutchan）设在华特瑞陆军研究所里的实验室工作过。麦卡琴和其同事们在东非拉凯（Rakai）和姆贝亚（Mbeya）研究基地进行了一系列引人注目的研究，调查公路在人类免疫缺陷病毒传播中的作用。

---

① 休·萨瓦戈-鲁姆博夫（Sue Savage-Rumbaugh）是乔治亚州立大学的一位灵长类动物学家。他报告说，当情势不允许通过识别脚印彼此追随时，波诺波黑猩猩甚至会留下小径标记，以帮助群落中其他成员找路。

他们的研究成果表明，靠近公路增加了人传染上人类免疫缺陷病毒的风险。人们在公路上来往的次数越多，被传染上人类免疫缺陷病毒的概率就越高。因为公路将人运送到四面八方，而人将人类免疫缺陷扩散到四面八方。除了性工作者，在撒哈拉沙漠以南非洲地区染上艾滋病的最高危职业是卡车司机。麦卡琴和其同事们的研究已显示，在公路上来往次数多的人，其人类免疫缺陷病毒基因更为复杂。公路提供了条件，让不同类型人类免疫缺陷在一个同时感染者体内彼此相遇，并且交换基因信息。公路不仅帮助已立足的病毒扩散，它还能协助引发流行病。

· · · · · · ·

公众最根深蒂固的误解之一，是认为我们不知道人类免疫缺陷病毒的缘起。其实我们对艾滋病毒传染源头的了解，可能胜于其他任何主要的人类病毒。正如我在第2章所言，导致流行病的人类免疫缺陷病毒来源于一种跳到人类身上的黑猩猩病毒①。这一点在科学界已达成共识。有关艾滋病毒最初如何进入人体的证据逐渐增加，使真相越来越清晰，肯定是人类狩猎和宰杀黑猩猩时，接触到了其血液。在第9章讨论我和同仁们对中非猎人进行的研究时，还将深入探讨这个问题。

也许关于人类免疫缺陷病毒起源话题中唯一争执不休的是，它最初是如何从第一位被感染的猎人那里传染开的？为什么医学界在那么长时间后才发现了它？最早的人类免疫缺陷病毒样本出自1959至1960年，比艾滋病被确定为一种疾病要早20年。在一项令人惊叹的病毒检测研究中，进化病毒学家迈克尔·伍罗贝（Michael Worobey）和其同仁们试图用刚果利奥波德威尔（即

---

① 正如我们在第2章所讨论的那样，人类免疫缺陷病毒是一种杂种病毒，由黑猩猩所感染的两种猴子病毒组成。这两种病毒肯定是因为黑猩猩捕食这些猴子而感染上的。注意：进入人体的艾滋病毒有好几种（即人类免疫缺陷病毒-1M、人类免疫缺陷病毒-1N、人类免疫缺陷病毒2等等）。本书里我所说的人类免疫缺陷病毒专指人类免疫缺陷病毒-1M这一人类艾滋病大流行主要的罪魁祸首。超过99%的人类病例都是感染上了这种病毒。

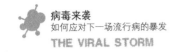
现在刚果民主共和国的金沙萨）一位妇女的淋巴结样本来分析病毒。

淋巴结在蜡中封了 45 年以上。通过将样本中发现的病毒基因序列，与其他出自人和黑猩猩身上的病毒株相比较，他们能够推测出人类人类免疫缺陷病毒始祖出现的大致年代。虽然他们使用的遗传技术没能将年代误差缩小在几十年以内，但他们得出结论：病毒是 1900 年前后从黑猩猩谱系分离出来的，肯定是在 1930 年

流行病大事记
THE VIRAL STORM

人类免疫缺陷病毒在 1900 年前后从黑猩猩谱系中分离出来；1959 年在刚果出现了艾滋病的流行；医学界在 1980 年将艾滋病确认为流行病。

以前。他们也得出结论：1959 年那位妇女感染上人类免疫缺陷病毒时，在金沙萨已经有很多人类免疫缺陷病毒基因变异体出现，说明流行病已经在当地站稳脚跟了。

人类免疫缺陷病毒可追溯到 1959 年，甚至 1900 年，这一事实给了医学界当头棒喝。其中一个关键问题是：如果在 20 世纪早期人群中已经出现了人类免疫缺陷病毒，并且到 1959 年至少在金沙萨已成为地方性流行病，为什么我们直到 1980 年才将其确认为流行病呢？另一个关键性疑问是：有什么特殊情况的出现，使这种病毒在 20 世纪中叶开始迅速传播？

中非法语区发生了很多变化。人类免疫缺陷病毒 -1 型病毒发端于此，到了 20 世纪 50 年代渐渐发展成为地方性流行病，科学家们由此获得了首批珍贵的样本。在 2000 年发表的一篇论文里，加州大学圣地亚哥分校的人类学家吉姆·莫尔（Jim Moore）和其同仁们将一些关键性事件汇集在一起，主要聚焦于出行的便利如何影响到病毒的增殖。1892 年在中非森林核心地带开始出现从金沙萨到基桑加尼的汽船服务，汽船运输让基本上散落在各处的人口有了联系。以前在当地彼此隔离的人群中可能无法存活的病毒，就有机会到达发展中的城市中心。法国人也开始在中非当地修建铁路，这就有效地为正在扩散的病毒提供了一个较大规模的宿主群。

除了新的水路、铁路和公路线提供了四通八达的条件之外，铁路建设和其他大型基建项目所引发的文化变迁也对病毒传播产生重要影响。大批男人被征募（通常是被迫的）去修建铁路。莫尔和其同仁们指出，劳工营里大多是男人，这种情况十分适合像人类免疫缺陷病毒这样通过性行为传播的病毒的扩散。总之，海运、铁路线和与其建设相关的因素，在人类免疫缺陷病毒的早期传播和扩散中发挥了作用。

• • • • • • •

虽然公路、铁路和航海革命使微生物传播发生了巨变，但一种全新的交通方式将使其传播速度更上一层楼。1903 年 12 月 17 日，在北卡罗来纳州的基蒂霍克（Kitty Hawk），莱特兄弟进行了首次持续、有动力、可操纵的飞行。约 50 年后，第一架商用飞机开始在伦敦和约翰内斯堡之间飞行。到了20 世纪 60 年代，航空旅行时代正式来临（见图 6—3）。

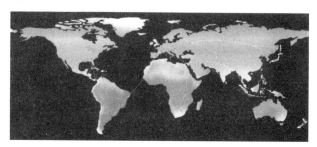

1933 年

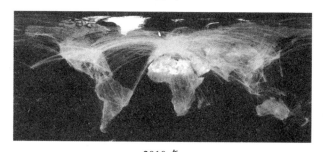

2010 年

图 6—3　1993 年和 2010 年的世界航空运输图

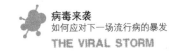
飞机以一种即时运送的方式将人口连接起来，使微生物更迅速地传播。不同微生物有不同的潜伏期。

> **潜伏期** 潜伏期是指一个个体从接触微生物到被感染，或者将感染源传到其他人身上这段时间[①]。我们所知的微生物几乎没有少于一天的潜伏期，很多病毒的潜伏期在一周或者一周以上。

航空旅行的即时性，意味着连潜伏期很短的微生物也能有效扩散。相反，如果传染上潜伏期很短的感染源的某人登上一艘轮船，那么除非船上有数百人让病毒可以传染，否则在轮船靠岸前病毒就会消亡。

商业飞行改变了流行病传播的基本方式。在发表于2006年的一篇精彩论文里，我的同仁约翰·布朗斯坦（John Brownstein）和哈佛大学的克拉克·弗雷费尔德（Clark Freifeld）创造性地使用现有数据，来显示航空旅行对流感传播的影响程度。约翰和其同仁们分析了1996—2005年的季节性流感数据，并将这些数据与航空旅行模式进行了比较。他们发现美国国内航空旅行人数可预测出美国流感的传播速度。值得关注的是，11月份感恩节前后的旅行高峰似乎显得格外重要，国际旅行也扮演着关键性角色。当国际旅游人数偏少时，流感的季节高峰期就来得迟一些——因为旅游者少了，病毒传播的时间就长了。也许最令人吃惊的是，研究者能看出2001年9月的恐怖袭击对流感的影响。旅行禁令致使流感季节推迟，未实施旅行禁令的法国就没有出现这样明显的变化，这为有旅行禁令的国家提供了一个很好的可供比对的控制组。

[①] 对一些微生物而言，潜伏期与潜育期具有微小而重要的区别。潜伏期是指从接触病毒到感染病毒这一段时间，而潜育期是指从接触病毒到首次出现临床症状这一段时间。以HIV为例，病人在接触病毒后的头几周感染上病毒，然而此时他们只出现诸如发烧和皮疹这样的普通症状。大部分HIV感染病例实际上出现在这一急性传染期，而不是出现在潜育期之后艾滋病临床症状显现时，那一般是几年之后了。

• • • • • • •

过去几个世纪以来，流动在全世界范围内都变得格外便利。公路、铁路、航海和航空革命使人类和动物的流动无论在大陆内还是在大陆之间，都变得更加快捷而有效。运输革命给地球架构了有生命以来史无前例的网络连接。据估计，我们目前有超过 5 万个机场、3 000 万公里公路、100 万公里铁轨和日夜在海洋中航行的几十万艘船只。

THE
VIRAL
STORM

THE DAWN OF A NEW
PANDEMIC AGE

小结

我们经历的互联革命，已经从根本上改变了地球上动物和人类所携带微生物的流动方式。它使微生物流动速度大为增加，将种群集中起来，使以前在低密度种群中难以存活的感染源得以发展。

正如我们在第 7 章里将要看到的那样，全球性大连接也使地球上出现全新的疾病，扩大了可怕的动物病毒的传播范围。这些交通手段创造了一个互联世界——对以前分散在各处，并处于静止状态的感染源而言，它是一个巨大的微生物混合器。地球成了新型微生物混合器，这一事实将永久改变流行病影响人类的方式，是它真正把我们带入了流行病时代。

医学技术让我们更"亲密"

　　1921 年 2 月 2 日，英国人阿瑟·艾维林·里尔戴特（Arthur Evelyn Liardet）要做一次手术。里尔戴特的临床症状很典型，但手术可不寻常。当时，里尔戴特已经 75 岁了，他抱怨自己的身体和精神都越来越不济。他的头发掉了一大半，脸上添了皱纹。简言之，他正慢慢变老。

　　早在几年前，里尔戴特就已经给巴黎一位前途看好的俄国外科医生写信，打算成为一项独特的手术的试验者。这位外科医生叫赛奇·甫洛诺夫（Serge Voronoff），他声称能做完完全全的回春手术——长生不老之术。

　　赛奇·甫洛诺夫 1866 年出生于俄国。他 18 岁时移居法国，师从诺贝尔奖得主埃里克斯·卡莱尔（Alexis Carrel）学习医学。卡莱尔 1912 年因发明了血管缝合术以及血管和整个器官移植的新技术获得了诺贝尔奖。卡莱尔激发了甫洛诺夫对科学的热爱和勇于发现的潜能。甫洛诺夫将这些热情和潜能施展于与器官移植相关的新技术革新。这位身高 1.95 米、踌躇满志的年轻医生被媒体描述为富有魅力和创造力的人。

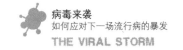

学成后，甫洛诺夫在埃及为埃及国王工作，很快对作为后宫一份子的太监产生了浓厚的兴趣。他尤其注意到，阉割术似乎加剧了太监们的衰老。这一观察，是甫洛诺夫醉心于手术解决衰老问题的开始。他可能被导师的前沿性研究工作和令人兴奋的外科新技术所鼓舞，开始涉足实验性移植。他进一步改进导师已完善的技术。在早期实验中，甫洛诺夫将一只羊羔的睾丸移植到一只年老的公羊身上，并宣称移植体使公羊的毛变浓密了，性欲增加了。这些早期的研究，为日后的工作埋下了伏笔。

· · · · · · ·

几年后在 2 月份寒冷的巴黎，里尔戴特的手术成了甫洛诺夫早期人体实验中的一例。在里尔戴特被推进手术室之前，研究人员用甫洛诺夫研制的一个特制"麻醉箱"，对一只黑猩猩实施了麻醉。箱子用于防止技术人员受到硕大的、有潜在暴力行为的雄性黑猩猩的侵害，因为它肯定会对接下来发生的事情反应强烈。躺在病床上的里尔戴特随后被推进去，待在黑猩猩旁边。外科医生们小心翼翼地从黑猩猩身上取下睾丸，切成薄片，然后移植到里尔戴特的睾丸里。

这一手术当时被称为猴腺体手术，日后渐渐变得相当流行。到 1923 年，已有 43 位男子接受了非人类灵长类动物的睾丸。到甫洛诺夫职业生涯终结时，这一数字飙至数千。虽然甫洛诺夫作为一位伏特加酒制造商的后嗣继承了一笔遗产，但他靠给很多当时的大人物做手术挣了更多的钱（见图 7—1）。据说诺贝尔奖获得者、法国诗人阿纳托尔·法郎士（Anatole France）是其病人之一。该传言未经证实，但被传得有鼻子有眼。更不靠谱的谣言说，毕加索可能也在甫洛诺夫那里动过手术。

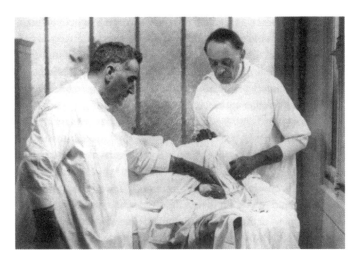

图7—1　赛奇·甫洛诺夫医生（右）在手术室里

但是手术效果如何呢？甫洛诺夫的很多病人认为，这种手术值得信赖。里尔戴特自己就在1922年对《纽约时报》记者声称，手术取得了巨大的成功。他向记者展示了健壮的肱二头肌，其太太在旁边会意地点了点头。虽然甫洛诺夫和其病人对手术的成功不免夸大其词，但至少一些科学研讨会公开探讨了手术的逻辑性。

甫洛诺夫和其手术最终在科学界失宠，到20世纪50年代初期他逝世的时候，大多数人认为他是一个庸医。这某种程度上也许是因为他走了极端。他最令人印象深刻的一次实验，是将一位妇女的卵巢移植到一头叫作诺拉（Nora）的雌性黑猩猩身上。然后他试图用人的精子对它进行人工授精[①]！不过1991年出版的英国顶级医学期刊《柳叶刀》（The Lancet）在有关甫洛诺夫的一篇社论中，以下列字句作为结语：“也许医学研究委员会应对猴腺体研究给予更多资助。”

从我们的研究视角来看，将黑猩猩睾丸移植视为喧嚣的20世纪20年代

①　正如蒲伯·布鲁克（Pope Brock）所著、介绍有关甫洛诺夫的背景的书《江湖郎中》（Charlatan）中所说：“（人工授精）唯一制造的是一部小说——《诺拉，从猴子变成了女人》”。

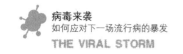
的"伟哥"虽然有趣，但并非重要之事。我们认为重要的是猴腺体手术提供了最鲜明的例子，说明医学技术如何在不经意间为微生物迁移架立新桥，让人与人甚至是人类和动物之间发生关联。

以我们现有的知识为依据，若我们像甫洛诺夫那样有意将人类和黑猩猩的微生物世界连接起来，这一想法是不可理喻和不可饶恕的。虽然因缺乏样本而无法直接确认，但甫洛诺夫的移植手术肯定会让接受这些动物组织的人们感染上有潜在危险的病毒。在近亲动物之间进行活体组织移植，使微生物所面临的所有天然"路障"不复存在。在我们可以想到的微生物跨物种跳跃中，这是对人类威胁最大的方式之一。

然而，甫洛诺夫的研究工作虽然走到了极端，但并非孤立存在的现象。近 400 年来的医学技术革新，已经为人际间的微生物连接提供了各种新方式。

流行病大事记
THE VIRAL STORM

近 400 年来的医学技术革新，已经为人际间的微生物连接提供了各种新方式。输液、移植和注射虽然是维持人类健康的一些最关键的技术手段，但也从根本上造成了流行病的传播和兴起。

输血、移植和注射虽然是维持人类健康的一些最关键的技术手段，但也从根本上造成了流行病的传播和兴起。这些技术以地球上有生命以来史无前例的方式，让我们彼此的血液、器官和其他人体组织发生关联。这种关联加上其他因素，使我们人类成为彼此关系亲密的物种（intimate species）。

• • • • • • •

在了解剖析医学技术在让人类彼此身体发生关联、加速微生物传播方面所扮演的角色之前，我们有必要花点时间讨论这些技术的益处。注射和免疫接种、移植和输液，都是将医学迅速推向现代化的技术。

没有输血技术，大量血友病患者、外伤患者和受伤士兵就会死去；移植技术使白血病、肝病和严重烧伤患者能够过上正常人的生活；我们无法想象一个没有注射技术的世界，每年仅静脉输液就挽回了数百万营养不良孩童和腹泻患者的生命；注射也使免疫接种成为可能——若生活在没有免疫接种的世界里，我们的日常生活就要受到天花的威胁。如果在 20 世纪 60 年代天花没有因疫苗接种而被消灭，那么它在今天可能会是更严重的流行病。原因我们在第 6 章已经讨论过：如今的世界具有超链接性。

调查这些医学技术在流行病史上所扮演的角色，并非抹杀其在维持人类健康方面的功用。同样，这些讨论不应该被解释成是支持反免疫者的杞人忧天。迈克尔·斯佩克特（Michael Specter）在其重要著作《否认主义》（*Denialism*）里，狠狠地讥讽了这些的观点，就这一主题，他向普通读者奉献了多年的研究成果。不过，了解历史上使用这些技术让人们彼此发生关联的方式，对于弄清楚为什么我们会遭受流行病之苦是很重要的。这些讨论不是阻止我们使用这些治病救人的技术，而是强调我们在使用这些技术时需要保持警觉。

输血行为与病毒传播

医疗技术加强了人类微生物的相互联系，最显而易见的例子之一就是血液的使用。历史上，人类之间很少能够接触到彼此的血液，人类和其他动物之间也是。在出现狩猎行为后的大部分历史时期里，我们通过捕杀动物，更多地接触到它们的血液和体液。但在 15 世纪，一切都变了。

首次被认可的"输血"尝试是 1492 年给罗马教皇英诺森八世（Pope Innocent VIII）的那次"输血"。历史学家斯特凡诺·英非素亚（Stefano Infessura）对此做了叙述①。当教皇陷入昏迷时，医疗顾问们将 3 个 10 岁男孩

---

① 他的叙述被当代历史学家彼得·德罗萨（Peter De Rosa）写在一本有关罗马教廷的书中。

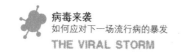
的血输给他。由于当时没有静脉注射技术，教皇和 3 个捐血者都死了[①]。

从那以后，输血技术发展得相当快。今天，全世界每年要采集约 8 000 万单位的血量。输血挽救了无数人的生命，也提供了全新的人际关联形式。当 1 单位血量从一个人体内输入另一个人体内时，血内携带的不同种类的病毒和其他微生物也随之输入。输血技术的兴盛，为微生物的流动创造了一条新型路径，有时候也为已采用其他方式流动的微生物提供了一条新路径，疟疾的传播就是这样。医学技术造就的新型连接方式，为那些原本不可能在人际间传播的感染源提供了传播路径；同时使动物传染给人的某种病毒有了另一种扩散方式，原本病毒可能就消亡了。

流行病大事记
THE VIRAL STORM

今天，全世界每年要采集约 8 000 万单位的血量。输血挽救了无数人的生命，也提供了全新的人际关联形式。当 1 单位血量从一个人体内输入另一个人体内时，血内携带的不同种类的病毒和其他微生物也随之输入。

我们知道通过输血会传播人类免疫缺陷病毒和其他逆转录病毒、乙肝和丙肝病毒，以及像疟原虫这样的寄生虫和锥虫病。甚至连我们在下一章还要提到的感染源——变异型克雅氏病（也被称作疯牛病）这样的朊病毒，也能够在血袋里存活（血袋是输血前盛血的塑料容器）。

除了从一个人往另一个人体内输血，血制品领域也在其他方面不断发展。以血友病为例，病人缺乏凝血因子，这种情形会对其生命造成潜在威胁。为了累积足量的凝血因子来解决这一问题，要经常从成千上万献血者那里募集合适的血液成分，结果导致患者与很多人发生关联。粗略估算下来，像在旧金山这样一个城市生活的 A 型血友病患者，活到 60 岁需要注射相当于 7 500 剂量的凝血因子 VIII。这意味着此人一生中可能要接触 250 万人身上所携带

---

① 有趣的是，首次记录的静脉输血不是将一个人的血输给另一个人，而是将一只动物的血输给人。1667 年 6 月，让-巴蒂斯特·丹尼斯（Jean-Baptiste Denys）医生，就是那位法国国王路易十四的医生，将绵羊血输到一个 15 岁男孩体内。绵羊的情况不得而知，但我们知道那个男孩活下来了。

的通过血液传播的微生物。

好在如今很多血库会对常见病毒进行筛查。感染上人类免疫缺陷病毒的血液通不过捐血流程[①]。但情况并非都这么乐观,在 20 世纪 80 年代早期发现的首批感染人类免疫缺陷病毒人中,就有接受募集血液制品的血友病患者。仅在美国,就有数千名血友病患者感染上人类免疫缺陷病毒,很多人因此去世。即使到了今天,我们也只能筛查已知微生物。肯定有很多不明微生物存在着,每天通过血制品四处流动。一种进入人体的新病毒在我们有机会出手遏制之前,很容易在血液供给中扩散。

器官移植与病毒传播

从应用的绝对数量来看,输血比器官移植要多得多。但虽然输血在数量上总是比器官移植占据优势,器官的移植却是一桩更令人关注的生物事件。器官移植牵涉血液和大量人体组织的移动,因此血液和被移植组织里的微生物都将随着器官进入病人受体。

一次输血过程将传染常见感染源,器官捐赠过程也面临同样的风险,并且有过之而无不及。例如就我们在第 5 章里讨论过的狂犬病来说,狂犬病毒不会人传人。说得更准确点,没有病例记录表明狂犬病毒在人际间自然传播。但是有约一打完备的狂犬病毒人传人的病例记录,每一例都是被感染的器官移植给他人所致。

这些病例大多数是因为角膜移植引起的。也许因为器官移植中,角膜是只跟神经系统有关的人体组织之一,而狂犬病毒正是一种主要入侵中枢神经系统的病毒。其中的两个病例令人关注,来自美国和德国的两位病人受体移

[①] 不幸的是,血库筛查水平在不同国家存在着巨大的差异。在发达国家,血库筛查一般都很严格。然而在世界上的某些地方,几乎没有血库筛查。

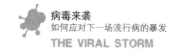

植了感染上狂犬病毒的器官。这两个病例中，器官供体的死因都被误诊为服药过量，其临床症状有时候跟狂犬病相像。让人惊讶的是，两位供体似乎都是因狂犬病突然发作而死，没有来得及就医。想到他们在是忙于日常事务时暴毙的，不禁让人觉得毛骨悚然。

移植手术也会传染那些处在休眠期，日后会暴发的传染性疾病。有一种特别的疟原虫叫作间日疟原虫（Plasmodium vivax），它能在肝脏内潜伏，即休眠。潜伏期间没有什么疾病症状，血液内同样没有疟原虫，但一次肝脏移植却可能引发疾病。

在德国有这样一个病例，一位从喀麦隆移居过来的 20 岁男子死于脑溢血，他捐赠了器官。受体中有一位需要肝脏的 62 岁的老太太，她是肝硬化晚期。器官移植手术整整一个月后她发起了高烧，后来被诊断为间日疟原虫引起的疟疾并被成功治愈。她一生从未去过热带和亚热带地区，但她的肝脏去过。

· · · · · · ·

器官移植还存在另一个重要的麻烦。虽然从捐赠者那里获得血液很简单，但获得一个器官却并不简单。发达国家的人们鲜有需要输血而无血可输的情况，但器官移植可就不一样了。目前美国有大约 11 万人在排队等待器官移植，他们中每过 90 分钟就有一人去世。

移植器官的匮乏，迫使外科医生寻找人类器官的替代品，选择动物器官是很自然的。很明显，为了"回春"而选择将黑猩猩睾丸移植到男人体内，这一手术显示出让人无法接受的高风险。哪怕病入膏肓，我们只要知道已知或未知病毒肯定有机会从像黑猩猩这样的近亲动物身上进入人体，这个选择就是错误的。但是我们可以选择其他非灵长类动物。例如一只成年猪身上器官的大小和重量与成年人的大致相当。虽然微生物有跨物种跳跃的风险，但这比用黑猩猩器官的风险小多了。

2007 年 7 月，来自印第安纳大学医学院、从事前沿性移植研究的外科医生乔·泰特（Joe Tector）给我打了个电话。泰特组建了一个团队，从遗传学角度研究如何从猪身上移植不太可能被人体排斥的器官。人体排斥移植器官是外科医生至今都头疼的问题。他想在 5 年内开始将猪肝移植到人体内，他需要弄清楚此举的风险。

泰特解释说，他不需要一位泛泛而谈的科学家来告诉他，怎么做才是安全的。他所寻找的人要喜欢发现新型病毒，并致力于挖掘和他所从事研究相关的任何可能的风险。他声情并茂地谈论他的病人们，谈到有多少等待器官移植名单上的人未能及时获得器官捐赠。他也谈到，需要确定自己打算从事的研究工作不会产生负面影响，不会在人类中引发一场新的流行病。在泰特跟我联系的时候，我已经对**异种器官移植**（xenotransplantation）有了好些年的兴趣。异种器官移植是一个外科术语，指器官的跨物种移植。等挂上电话时，我已经被这个项目深深吸引住了。

自从 20 世纪 20 年代甫洛诺夫在巴黎实施回春手术之后，异种器官移植领域进入了长达 40 年的停滞期，其间没有任何手术尝试的记载。但是到了 20 世纪 60 年代，异种器官移植的研究工作又复苏了。新的抗生素和免疫抑制药的出现，为主要的动物器官成功移植到所需病人受体提供了希望。通过抑制人体免疫系统，免疫抑制药防止了器官移植中的排斥反应。

在整个 20 世纪 80 年代，一系列备受瞩目的手术引起了人们对该领域的广泛关注。其中有一例手术是关于著名的女婴菲伊（Baby Fae），她是一个出生 12 天的早产女婴，患有严重的先天性心脏病，在换了一个狒狒的心脏后存活了 11 天。另一例手术围绕杰夫·盖提（Jeff Getty）掀起了一轮新闻报道高潮。盖提是患有艾滋病的 38 岁男子，他成为了一名杰出的活动家，推动关爱

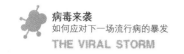

艾滋病患者举措,参加了很多实验性研究尝试,包括一个让他名扬全国的实验。在实验中,他接受了一只狒狒的骨髓移植,希望狒狒对艾滋病的天然抵抗力能够在他体内生效。

盖提的实验性治疗最终失败了,但这种移植手术是否有可能将新型的和也许未知的病毒传染给人类激起了全国范围的一场讨论。毫无疑问,将狒狒这样的近亲物种身上的器官,移植到免疫系统已经有问题的人身上,好比引狼入室。像艾滋病晚期患者这样免疫系统脆弱不堪的人,就会为新病毒的生长和适应提供更好的环境[1]。说极端点,他可能会成为一个供病毒在陌生的新领地探险的培养皿。

泰特的研究工作的成功之处在于,猪和人类的关系没有和狒狒那么亲密。但猪是哺乳动物,和其他哺乳动物(包括我们人类)一样,它们身上有很多不明微生物,其中一些无疑可能突破种属障碍。于是真正的问题就变成:哪些是**能够**突破种属障碍的病毒?它们跨物种跳跃后会人传人吗?某个人可能感染上一种致命性病毒,但这并不意味着末日的到来。真正的风险在于那种病毒是否能够扩散。

在猪身上所携带病毒的小群体中,最让人担心的感染源是**猪内源性逆转录病毒**(porcine endogenous retro virus, 简称 PERV)。像 PERV 这样的内源性病毒,会与宿主的基因物质永久地融为一体。它们时不时地从遗传基因中出现,感染细胞,并在宿主体内传播。内源性病毒作为宿主实际基因组的一分子,目前没法消灭掉它们——因此我们担心猪器官移植到人身上后,这些病毒会在人体内重出江湖。

近 10 年来,我与美国疾控中心杰出的病毒学家比尔·史威兹(Bill Switzer)

---

[1] 艾滋病人并非唯一的免疫抑制患者。移植受体普遍服用抑制免疫系统的药物,预防器官排异反应。这可能意味着今天接受器官移植的人,无论是否患艾滋病,都面临感染风险增加的情况。

密切合作，研究逆转录病毒。比尔是对异种移植受体中的 PERV 进行最全面研究的科学家之一，他和同仁们研究了 160 位已接受猪组织移植的病人样本。他们发现，有迹象表明猪细胞在 15% 的病人受体内继续存活，甚至移植后能在人体内存活长达 8 年时间。所幸他们没有发现 PERV 的踪迹。

我们还不知道 PERV 是否是人类移植猪组织过程中面临的最重大的风险。如果是，我们也许不必过分担忧。在我和泰特及其同仁们的研究中，我们希望确定其他有可能在猪组织里存活的感染源，以及那些感染源将会带来的风险。基于我们的研究来下结论并非易事。正如我们在第 9 章里将要进一步讨论的那样，连当前发现病毒的最先进技术，都不能让我们准确确定某一样本中的所有微生物。然而，优柔寡断就要付出沉重代价。一方面，在等待器官移植的受体中，每天都有人死去。另一方面，在一个比移植受体规模大很多的群体中，存在着流行病风险。风险虽然小，但无法被忽视。挽救一个人的生命，代价是整个人类物种有可能出现一种新流行病，值得吗？

注射行为与病毒传播

我们给自己施针的历史已经很久远了。人类首次施针的证据颇不寻常——是从一位冰人身上发现的。1991 年 9 月的一天，两位在意大利境内阿尔卑斯山脉徒步登山的德国旅游者偶然发现了一具尸体。后来这具尸体以发现地所在的村庄命名，被称作奥兹（Ötzi）。最初人们以为这是具新近死亡的尸体，但现在我们知道奥兹冰人生活在 5 300 年以前。

这具尸体蕴含着很多让人惊叹的地方，其中之一就是奥兹冰人有文身。实际上这是世界上最早的文身证据（见图 7—2）。对尸体进行的 X 光检测表明，文身所在部位是奥兹冰人可能因骨科疾病感到疼痛的地方。因此，有人推测文身也许是一种治疗手段。

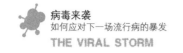

不管奥兹冰人是出于什么原因有了文身，它像之后出现的所有文身一样，代表着风险的出现。文身如同针刺或者注射，牵涉到血液的接触。如果同一个文身工具在不同人身上多次使用，就为微生物在宿主间来回跳跃构筑了一座桥梁。

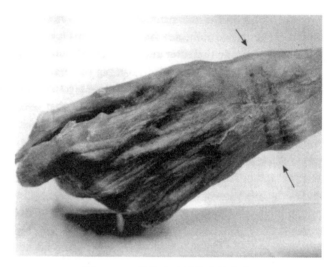

图 7—2　奥兹冰人手腕上的文身

无论是用于文身、给药还是接种疫苗，消毒不当的针头在传递微生物方面都扮演着重要角色。针的广泛使用如同输血一样，为微生物四处流动提供了一条全新的路径，使它们得以自我供养或者在人际间有效扩散，以便能存活和发展。

流行病大事记
THE VIRAL STORM ——————

无论是用于文身、给药还是接种疫苗，消毒不当的针头在传递微生物方面都扮演着重要角色。针的广泛使用如同输血一样，为微生物四处流动提供了一条全新的路径。

• • • • • • •

自注射技术出现后，最值得我们关注的已知微生物是丙肝病毒（hepatitis C virus, 简称 HCV）。丙肝病毒是一种特别重要的病毒，全球感染患者超过 1 亿，每年有超过 300 万的新增患者。它也通过肝癌和肝硬化置人于死地，仅在美国每年就有超过 8 000 例的死亡病例。但是如果不接触针头，丙肝造成的死亡人数可能屈指可数。

关于丙肝病毒，还有很多待解之谜。正式发现该病毒是在 1989 年，但它在人群中肯定存在很长时间了。研究成果丰硕的牛津病毒学家奥利弗·普巴士（Oliver Pybus）已经将弄清楚这一病毒视为其众多科研目标之一。普巴士运用进化生物学技术研究丙肝病毒他所掌握的信息比其他很多毕生都在实验室或者实地做研究的人都要多。通过使用计算机演算法和数学模型比较不同病毒的遗传信息，普巴士的丙肝病毒研究有了一些令人惊讶的发现。

我们已经知道，丙肝病毒处在流动中。近 100 年来，病毒经由输血、使用未经消毒的针头送药和毒品注射迅速蔓延开来。但普巴士和其他人所做的基因分析显示，该病毒首次出现的时间是在距今 500~2 000 年之间的某个时间点，因此现代医疗技术可能不是其传奇故事的全部内容。实际上，在针刺和注射技术使其大范围扩散之前，病毒已经小规模地存活于某些地方，最有可能是在非洲和亚洲。

既然丙肝病毒无法经由性交或者人际间正常接触而有效传播，那么其他传播路径多少可以解释它为何在几世纪前就存在了。病毒可以由母亲传染给子女，但这也是不太靠谱的解释，因为所谓的垂直传播不是特别有效。当然，像割礼、祭祀划痕、文身、针灸这些文化习俗，可能对病毒的传播起到一定的作用。普巴士和其同仁们在一项有趣的创新研究中，将疾病传播的地理信息系统（我们将在第 10 章里再次讨论到）和数学模型结合起来加以研究，结果显示出病毒传播的另一种可能性——一些种类的嗜血昆虫可能就是丙肝病毒在过去的传播媒介。作为纯天然未经消毒的针刺，它们用口器将感染了病毒的血液从一个宿主传染到另一个宿主身上。

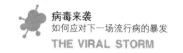

在 20 世纪，不安全注射引发的病毒传播远不止丙肝病毒。在一系列有见地的文章里，杜兰大学病毒学家普雷斯顿·马克斯（Preston Marx）和其同仁们认为，注射技术是艾滋病毒流行的助推器。关于人类免疫缺陷病毒的早期传播，还存在着一些谜团。虽然基因数据显示，在 20 世纪早期，即将成为人类免疫缺陷病毒的黑猩猩病毒跳到了人类身上，但造成 20 世纪 60 年代真正全球性艾滋病毒传播的导火索还没有定论。很多科学家认为，我们在第 6 章所讨论的航空业的发展足以解释这一现象，但马克斯和其同仁们提出了另一个可能的原因。

艾滋病毒全球性传播的时间恰好与大规模推广廉价注射器的时间相吻合。在 20 世纪 50 年代以前，注射器由手工制成，相对比较昂贵。但到了 1950 年，人们开始用机器大规模生产玻璃注射器和金属注射器。到了 20 世纪 60 年代，又有了一次性塑料注射器。因为有了有效的方式进行药物和疫苗注射，到了 20 世纪后期，注射药物和接种疫苗就增多了（见图 7—3）。通常的卫生运动，每次都是用同一个未经消毒的针头给成百上千或者更多的人接种疫苗，这为流行病暴发埋下了浓重的伏笔[1]。从被俘获的一只黑猩猩那里传染到一位猎人身上的病毒，理论上能够通过这种方式传染给其他很多人。马克斯和其同仁们认为，艾滋病就是在这种情形下正式暴发的。

需要注意的是，马克斯的研究工作有别于 1992 年首次刊登在《滚石》杂志上的一篇文章里所提出的假说。该假说认为，艾滋病毒起源于口服脊髓灰质炎疫苗（Oral Poliovirus Vaccime，简称 OPV）。马克斯和其同仁们认为，是不安全注射加快了艾滋病毒的传播，但是他们并没有认为这些医疗技术致使病毒从黑猩猩身上传染到人类身上。反之，疫苗假说认为，因为采用新鲜的灵长类动物组织培养口服脊髓灰质炎疫苗，艾滋病毒就直接从这些组织跳

---

[1] 马克斯及其同仁们认为，这样的多次注射，是在自然环境下模仿实验室进行的病毒"连续传代"实验。这些实验中，病毒从一种动物迁移至另一种动物身上，创造了大量机会累积病毒变异体。这些变异体使病毒得以在一位新宿主身上存活下来。

到疫苗里，在接种时传染给人。

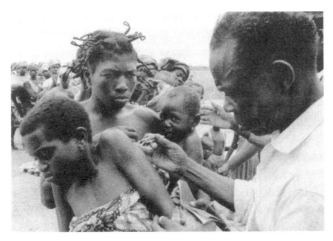

1962 年在刚果共和国利奥波德维尔暴发的一次天花疫情中，
医生在金泰伯医院（Kintambo Hospital）外给人们接种疫苗。

图 7—3　医生给人们接种疫苗

疫苗假说在科学界风光不再，主要有以下四个原因：一是科学家们对最初的疫苗储备进行了回顾性分析，没有迹象表明原有疫苗储备被孕育出人类人类免疫缺陷病毒的黑猩猩病毒所感染；二是基因分析显示，艾滋病毒大约在 100 年前就出现了，远远早于人类服用脊髓灰质炎疫苗的时间；三是据称疫苗储备受到污染地区的黑猩猩病毒株与孕育人类免疫缺陷病毒的黑猩猩病毒有所区别；四是就已经进入人类的多种人类免疫缺陷病毒家族的灵长类动物病毒分布情况来看，一个更简洁的解释是，人类是因为捕杀野生灵长类动物而广泛接触到这些病毒的。

在 2001 年，4 篇分别发表在顶级科学期刊《自然》和《科学》上的文章将疫苗假说送进了坟墓，进一步宣告了口服脊髓灰质炎疫苗争论的结束。这样做之所以重要，有很多原因。其中一个原因是该假说曲解了艾滋病毒的起源，严重阻碍了疫苗运动的进行，而疫苗运动所使用的疫苗都是被普遍认可为安全而有效的。《自然》上发表的文章配发的社论做了很好的总结："顽固

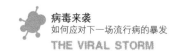

的阴谋论者认为，黑猩猩病毒污染了疫苗的真相后来被故意掩盖了。新的数据也许不能令他们心悦诚服，但是我们中那些以前愿意相信疫苗假说的，现在认为假说已经不成立了。"我的同仁、世界上最杰出的病毒学家之一的艾迪·福尔摩斯（Eddie Holmes）言辞更犀利，他说："证据原本一直就很单薄，如今已经站不住脚了，到了该推翻的时候。"

虽然跟丙肝病毒的情况一样，不安全注射很可能导致艾滋病毒的传播，但不安全注射并未将病毒引入人类。不过，这并不意味着我们应该忽视疫苗安全问题。

. . . .

如今在阅读此书的每 15 个美国读者中，就有 1 人感染上了从猴子身上跳过来的一种病毒。说得更具体一点，如果你是这 1/15，那么就已经感染上猴空泡病毒 40（Simian Virus 40，简称 SV40），一种亚洲短尾猴病毒。你是通过接种受污染疫苗感染上的。

在 20 世纪 50 年代和 60 年代，我们通过短尾猴肾脏细胞培养生产脊髓灰质炎病毒疫苗。一些猴肾感染上 SV40，于是污染了疫苗，带来了可怕的结果。

仅在美国，1960 年就有高达 30% 的脊髓灰质炎病毒疫苗受到污染。从 1955 年到 1963 年，大约 90% 的美国儿童和 60% 的美国成年人可能接触到 SV40——估计有 9 800 万人。该病毒不可小觑，它使啮齿类动物患上癌症，使进行实验性细胞培养的人体细胞出现异常繁殖。这是一个可怕的信号，表明该病毒可能致癌。

超过一半美国人口面临感染上一种新型猴病毒的风险，这一观点在科学界引发强烈反响。流行病学家们立刻开始确认感染病毒的人是否会得癌症。

幸运的是，虽然直到今天有关证据还存在争议，但似乎很明显，SV40 不是致癌的高风险病毒。也许更重要的是它没有传播能力，我们逃过了重要一劫。

但是因为一处的疫苗储备就能接种成千上万的人，我们必须保持警觉。一处或者多处疫苗储备受到污染，会导致数百万人感染上新病毒，正如我们见到 SV40 病毒在 20 世纪 50 年代和 60 年代四处蔓延的情形那样。不过这并不意味着疫苗就是不安全的。疫苗是安全的！它们本质上是用来保护全球数十亿人口的。但对疫苗生产保持警觉并实施卫生监督，怎么做都不为过。

来自旧金山的科学家艾瑞克·德沃特（Eric Delwart）对发现不明病毒的技术进行了完善。他在最近的一项重要研究中，展示了我们将在第 10 章里讨论的一些新方法。这些方法可以运用于疫苗生产，以进一步增加其安全性。与目前疫苗相关的风险，远远少于它们所预防的疾病给我们带来的风险。但是这并非是零风险的事情。当我们有意让动物组织和人体组织发生关联，尤其在大规模工业化生产基础上将两者联系在一起时，我们要确保万无一失。

THE VIRAL STORM
THE DAWN OF A NEW PANDEMIC AGE

小结

自 20 世纪 20 年代甫洛诺夫进行猴腺体手术以来，我们已经见证了输血、移植和注射技术的广泛应用。这些出色的技术有助于我们摆脱一些最致命的疾病，然而它们也使人与人之间建立了新的、异常坚固的生物联系。这种联系有时候成为这些为人类造福的医疗技术所带来的、不受欢迎的副产品。它们为微生物流动架起了桥梁，这些桥梁是以往不曾有过的。它们让人类相互发生关联，成为一种关系亲密的物种。这种关系亲密的物种是地球生物体中独一无二的存在，它从根本上改变了我们与人类世界中微生物的关系。

新一波流行病威胁

让我们想象这样一段情节：在一个大城市的人口密集的住宅区里，居民们向当地环境卫生部门报告说闻到恶臭。几小时过后，小宠物开始病倒，兽医证实附近生病动物的数量在增加。接到首批报告闻到怪味的电话约 24 小时后，当地医生注意到人们皮肤溃疡和长水疱的病例增多。有几位病人报告有犯恶心和呕吐现象。

约 48 小时后，急诊室收治了第一批病人。他们发烧、头疼、呼吸急促和胸痛，其中一些人快要休克了。与此同时，出现恶心症状的一些人病情加重——他们出现了血性腹泻。

随着时间的推移，病人数量逐渐增加。一星期之内，有近 1 万人住进了医院。超过 5 000 人在痛苦中死去。临终前他们几乎无法呼吸——皮肤因缺氧而发蓝。最终，感染性休克和严重的脑炎发作，夺去了大多数人的生命。随着死亡人数的增加，新闻记者们蜂拥至现场，居民试图大规模撤退。尽管政府尽了最大努力，整个城市还是被极度恐慌气氛所笼罩。

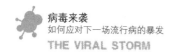

我所概述的只是一个假想的例子，但这离现实并不遥远。1993年6月，奥姆真理教（见图8—1）在位于东京东部龟户（Kameido）附近的一幢8层楼楼顶喷洒一种炭疽杆菌悬浮液。他们向世界上最大的、人口最密集的城市之一，发动了一场生物恐怖袭击。

好在他们失败了。2004年一篇分析文章里谈到，因他们选用了一种相对良性的炭疽菌株，且细菌芽孢的浓度过低，加上扩散体系的问题和喷头堵塞的喷雾器，使得1993年发生在东京的这一事件未能扩散。虽然一些宠物之死似乎归咎于毒液的散播，但没有人生病。

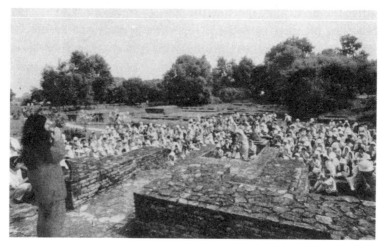

图8—1   在印度祈祷的奥姆真理教创始人麻原彰晃和追随者们

如果奥姆真理教碰巧找到一种更致命的炭疽杆菌，使用了好一点的扩散体系，事情就会演变成非常类似于我们在前面假想的情境。我们知道，宣扬世界末日的这一邪教寻找的不仅仅是炭疽。该组织建立了多个实验室，尝试培养很多感染源。他们与肉毒杆菌毒素、炭疽、霍乱和Q热病为伍。1993年，他们率领一个由医生和护士组成的团队到达刚果民主共和国，表面上是出于医疗目的，但实际上是想带回埃博拉病毒的分离物，以便用于生物袭击。

生物恐怖袭击与实验室的微生物风险

不过话说回来，即便奥姆真理教的人成功地将炭疽释放出来，由此引发的人员死亡和破坏可能也仅限于接触到他们所释放芽孢的人。炭疽不会在人际间传播。它虽然是致命性病毒，却不会传染。炭疽仅仅是恐怖组织能使用的众多感染源中的一种。生物恐怖袭击是安全专家最密切关注的问题之一。它是所谓的非对等战役中，弱势群体可使用的最理想武器。这种战役里双方可利用的资源和火力实力悬殊。连一个像恐怖组织这样的微弱对手，都能够凭借微生物和扩散的有效结合，造成极大的破坏。

恐怖组织拥有微生物武器的可能性极大。微生物比化学武器和核武器更容易得到。而且关键在于，与化学武器或者核武器都不同的是，微生物能够自行传播。它们能够进行病毒式扩散，这一招是致命性沙林毒气和脏弹无法企及的。也许唯一能与之相提并论的，是一些核微粒带来的长期性恐怖影响，表现为几代人的子代变异和癌症高发，正如我们在广岛所见的那样。但那些潜在影响是环境性的，因此起效相对较慢。一种快速起效、快速传播的病毒武器，其影响力可能几天就显现出来，而不是几十年。

低估生物恐怖袭击风险将是一个错误。大多数研究者认为它攻击人类只是迟早的问题。

实验室里的病毒增加流行病风险

不管是合法的实验室，还是恐怖主义分子鬼鬼祟祟弄的病菌制造窝点，致命性微生物都可以在这些实验室里增殖。这一事实给全球性流行病风险增添了又一个维度。虽然是极不可能发生的情况，但如果恐怖分子得到了世上仅存的装有天花病毒的瓶子，后果将不堪设想。尽管自然界中的天花病毒已

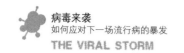

经消灭了，但仍留下了两套天花病毒储备，它们被妥善保管着——一套在位于亚特兰大的美国疾控中心，另一套在俄罗斯的国家病毒学和生物技术学研究中心。这两处都是高封闭生物安全防护四级实验室。对于是否要毁掉这些储备的天花病毒是有争议的，但是迄今为止尚无定论，原因是活病毒对疫苗和药物的生产有潜在的益处。

令人关注的是，2004 年出自疑似天花病毒的干痂（scabs）在新墨西哥州的圣达菲被发现。它们被装在一个信封里，上面标明装有来自疫苗的干痂。这一发现说明，在某个实验室冷冻箱里或者其他什么地方，有可能存在着其他很多我们不知道的天花病毒。如果这些天花病毒被有意或无意释放出来，后果便不堪设想。因为天花已经被消灭，我们不再接种疫苗。因此对天花病毒而言，这样的一次释放将会引发一场完美的风暴。而对我们来说，则是大祸临头了。

一种被称作"**生物学差错**"（bio-error）的风险也日益增加。生物学差错与生物恐怖袭击不同，当一种感染源被意外释放出来且广泛传播时，就会发生生物学差错。

2009 年，我的博士后导师唐·伯克发表了一篇有关流感病毒兴起的论文，论文中他分析了在人际间传播的各种流感病毒。其中最引人瞩目的一个例子来自 1977 年 11 月那场波及苏联、中国香港和中国东北部的流行病，所涉及的病毒和 20 多年前一场疫情里的病毒几乎一模一样，可原来那种病毒在 20 多年前那场疫情后没再出现过。唐和其同仁们对有关该病毒的早期研究作了回应，他们发现最有可能的解释，是某个实验室里的病毒株意外落到了工作人员身上，然后从那里传播了出去。

未来大众可能有渠道获得详细的生物信息和技术，甚至自己制造或者培养简单的微生物，因此生物恐怖袭击和生物学差错的概率只会增加。虽然大多数人认为，生物实验主要发生在安全的实验室里，但情况也许并非总是这样。在 2008 年，两位来自纽约市的少女将寿司样本寄到了生命条形码资料库项目处（Barcode of Life Database, 简称 BOLD）。这是一个令人关注的前期项目，旨在努力让基因测试变得简洁和标准化。两位少女想确认自己所买的高价鱼是否货真价实。同时，她们也发现了一种获得遗传信息的方式，在此之前只有科学家才能获得这类信息。

这两位学生研究寿司的意义，并不仅仅是去证明一些卖寿司的小贩欺诈顾客。该研究是显示非科学家人群"阅读"遗传信息的首批值得关注的例子之一。在信息技术革命早期，只有计算机程序员才会阅读和编写超文本标记语言（HTML）这样的代码。之后非程序员开始阅读代码，进而编写代码。现在我们都定期在博客、微博和游戏里阅读和编写代码。

就任何分享信息的系统而言，起初专业性很强的事情经常到后来变成了人人都能做的事情。在不久的将来，一小群人自己动手进行生物学研究可能成为常态。那时监控生物学差错，将不仅仅是理论上说说而已了。在伦敦皇家学会（Royal Society of London）前任会长马丁·里斯（Martin Rees）提出的一条著名预言里，他警告道："……到了 2020 年，一场生物学差错或者生物恐怖袭击就将杀死 100 万人。"采用化学技术制造一枚铁管炸弹或者创建一个毒品实验室，变成了采用生物学技术制造一枚病毒炸弹。

关注新型微生物

在这一章我们将探究下一批无敌杀手——那些让我们寝食难安的微生物威胁。当然，生物恐怖袭击和生物学差错都位列其中。未来这两种微生物威胁影响人类的频率都会增加，但至少目前我们所面临的最大风险，仍然是那些存在于自然界的微生物威胁。

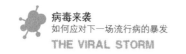

在生物学的某些领域，发现未知生物的时代已经过去了。灵长类动物新物种的发现率实际上很低，但病毒不是这样。我的合作者、新兴传染病领域早期的学科带头人之一马克·乌尔豪斯（Mark Woolhouse）汇总了相关领域的准确数字。他和同仁们测定了自 1901 年以来的新病毒发现率。分析表明，新病毒的发现尚未接近尾声。未来 10 年我们将平均每年发现 1~2 种病毒，这可能还是一个保守的估计。

当代科学家一直能找到新病毒，原因之一是我们一直在留意。科学家们积极从事研究，寻找人类中的不明病毒和潜伏在动物身上、可能是下一个跳到人群中的新病毒。揭秘未知微生物世界的基因技术也在进步，使发现新感染源比以往容易、也迅速多了。但是密集的研究和高度的关注，并不是我们捕捉到新型微生物的唯一原因。

我们在前面章节讨论过的种种因素的结合，为新感染源在人类物种间存活创造了完美的条件。我们生活在一个互联大世界里。无论在哪一个角落，交通网络和医疗技术造就的人与人的关联，令进入人体的动物病毒找到落脚点并扩散的概率大为增加。这就意味着，虽然我们发现的一些新型微生物以前也许已经跳到人类身上，但它们没有存活下来。在我们看来，它们还是新的微生物。

日常生活中的微生物威胁

2003 年 2 月 21 日，住在香港九龙维景酒店的一名男子病倒了，他病得很重。他来自邻近的广东省，下榻到这家高档酒店。他在如今声名狼藉的 911 房间仅仅待了一晚上，就成为当代历史上最著名的"超级传播者"之一。

> **超级传播者**　超级传播者是指在一场传染性疾病的传播中发挥巨大作用的人（或者动物）。

九龙维景酒店 911 房的客人得了严重的急性呼吸道综合征。他所携带的病毒传染给至少 16 个人。这 16 个人转而分散到全球各地——欧洲、亚洲、北美，并将病毒传染给成百上千人。甚至在 3 个月以后，调查者还能够在 911 房附近的地毯上取到病毒的遗传信息，可能是那位房客咳嗽、打喷嚏或者呕吐后落在那里的，这就是 SARS 的起源。

我们无法确切了解到 911 房的客人是如何感染上 SARS 病毒的，可能是他接触到传染上病毒的动物。我们现在知道 SARS 的传染源头是蝙蝠。因为广东人普遍吃野生动物，在农贸市场买野生动物，911 房的客人也许在某农贸市场买了一只感染上病毒的蝙蝠而接触到感染源。或者他是从一只果子狸身上感染了病毒。果子狸是一种食肉小动物，也是广东人餐桌上的美味佳肴，那时果子狸已经从蝙蝠身上传染上 SARS。或者他是从一位携带该动物病毒的人身上传染上的。最有可能的是，病毒在传染上他之前，已经不为人知地传播了一段时间了。

不管怎样，这个酒店的客人感染了病毒，他的病似乎点燃了 SARS 大流行的导火索。这场流行病波及每个人居大陆，至少有 32 个国家的成千上万人染病，经济损失估计有数十亿美元。SARS 流行病作为一个绝佳的例子，告诉了我们现代社会是如何酝酿流行病的。

香港几乎是世界上人口密度最高的城市，人口密度高于 20 世纪以前建成的任何一座城市。每天成千上万的国际航班从香港出发，飞往你能想象到的世界上任何一个地方。香港离广东也只有很短的车程。广东拥有上亿人口，其美食传统里包括山珍海味和像猪肚汤这样的菜肴。

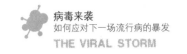
人口密度高，牲畜产量大，与各种野生动物微生物接触密切，拥有一张巨大、高效的交通网络——将这些因素结合起来，我们就能很好地感受到流行病的世界走向。整个过程由猎人捕捉野生动物，并将其带到农贸市场开始。一些农贸市场建在都市化程度很高的地区，卖活体动物的农贸市场是高风险的地方。一旦动物被杀，其所携带的微生物也开始死亡。但如果一只活的野生动物被送入城市里的一家农贸市场，那么它身上携带的所有微生物就会暴露在很多人中间。从这里出来的病毒肯定会传染到人身上。

虽然以上提到的病例令人关注，但广东并非独特之地。在全球范围内，野生动植物多样性丰富的地区都在迅速地向城市化方向发展。过去几年里，人类有史以来第一次变成了一个主要居住在城市的物种——居住在城市的人口超过总人口的一半，这个数字还在增加。估计到了2050年，70%的世界人口将居住在城市里。当高密度的城市人口、野生动物和家畜种群的微生物、高效的交通网络重叠在一起时，注定会出现新型疾病。

· · · · · · ·

非洲的特殊发展进程为我们提供了另一组独特的微生物风险。在我多年生活和工作的中非地区，都市化、森林采伐、公路修建和野味消费诸种因素"合谋"，为疾病的出现创造了条件。

刚果最普遍的经济活动之一是伐木。世界上一些地区的伐木特点是将树通通砍光，而在中非，人们大多进行选择性伐木。在选择性伐木过程中，公路修到了拥有珍贵树木的较原始地区，伐木工人被送到了那里。

从微生物出现路径的角度来看，这样的伐木方式会造成很多后果。新的伐木营地建成后，首先发生的事情之一就是大批工人的进驻。人们来到这里清理道路、修建运输通道、砍伐和运送树木、管理营地（见图8—2）。工人聚集地成了临时的小镇，小镇里的居民要吃肉。因为中非乡间森林地区的大多数肉食消费品都来自野生动物，当地的狩猎需求增加了。这就吸引了更多猎人前来捕获更多的猎物。这一切增加了所捕获动物的数量，也增加了人与动物血液、体液的接触。相应地，人与这些生物多样性丰富地区动物微生物的接触也增加了。

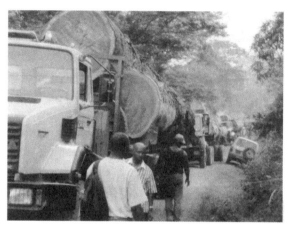

图 8—2　喀麦隆南部的伐木卡车

伐木公路的出现，让人们采用的狩猎方式发生了根本改变。以前猎人住在村里，平日的狩猎区域以这些村庄为中心，以圆形向外辐射，对狩猎区域外围的影响较小。伐木公路给猎人提供了很多进入森林、设置陷阱、用猎枪击毙猎物的据点。喀麦隆生态学家热尔曼·纳巨（Germain Ngandjui）对坎普马安国家公园及其周边地区进行了细致研究后，对此作了阐述。公路上往来穿梭的卡车在增加森林入口的同时，也增加了到达城市农贸市场的线路，这反过来又增加了狩猎者的数量。

无论压力是来自工人自身，还是他们所修建的公路，反正伐木改变了人们与野生动物的接触频率。接触的机会越多，新的感染源跳向人类的机会就越多。这一因素要与第 6 章所讨论的互联性结合起来分析。村子是偏僻的，

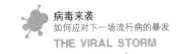
但它们借由公路与主要的口岸相连接。在那里，木头（和微生物）被装上船，运送到了世界各地。

我们在中非一些乡土气息最浓厚的地区开展了研究工作，研究结果明确显示，即使看上去很偏僻的地区也是风险地带。我们定期筛查像流感这样潜在的流行病毒，结果连藏在森林中的村子里，都找到了蔓延全球的流行病H1N1存在的痕迹。在这些地区，我们找到了地方性异常病毒，也找到了像艾滋病毒这样的世界性的病毒株，它们已经以自己的方式沿着公路出行，传染给居住在遥远乡村土地上的人们。连最偏僻的场所，新病毒进出的频率都越来越高了。

· · · · · ·

正在出现的流行病威胁是由多种因素累积而成的，艾滋病毒的全球性传播和其对人体免疫系统的相关影响就是这样。我们前面已经讨论过，人类免疫缺陷病毒最初是由黑猩猩传染给人类的，肯定是中非人因为捕杀这些动物而感染上病毒。但现在它待在人群中四处扩散，感染了如此多的人，有可能带来无法控制的后果。

艾滋病带来的一个可怕后果，是抑制人体免疫系统。实际上当人们因艾滋病地世时，他们不是死于艾滋病毒本身造成的侵害，而是被免疫系统无法控制的传染性疾病害死。全世界人口中约1%的人具有免疫缺陷。虽然营养不良、癌症治疗和器官移植会造成免疫缺陷，但导致免疫缺陷最显著的因素，是艾滋病毒的全球性感染。

免疫缺陷会导致所有常见感染源在人体内的增殖。在免疫缺陷病人体内，像肺结核和沙门氏菌这样的感染源更容易有效繁殖。一般不会致命的普通感染源，在免疫系统衰弱的人体内也会变成致命的东西。像巨细胞病毒和人类

8 型疱疹病毒这样的病毒，就给艾滋病患者带来极大的危害。免疫缺陷也为新型感染源提供了一个传染门户。

大多数动物感染源到了人体内不具有预适应性。连一些来自我们近亲动物身上的微生物也经常需要重组改变基因，以便能够在人类宿主身上存活和传播。因此当猎人这种接触感染源多的人感染上一种新型感染源时，该感染源一般无法造成影响。然而在一位免疫系统受损的宿主体内，迅速进化的病毒经常能赢得宝贵的时间，摆脱免疫系统的影响，多繁殖几代病毒，这样它们对新宿主产生一系列有效的适应性的概率就增加了。这是病毒在一类新物种上立足的必备条件。

有时候某人接触动物后，一种病毒就此跳到他身上。但是病毒一开始会待在原地不动，一旦适应了人体环境，病毒就会开启传播之旅。如果一个社区里有很多免疫缺陷患者，这种机会就会增加。由人类免疫缺陷病毒或者另一个适应了人体的感染源所引发的人体免疫缺陷，在新型微生物突破难以捉摸的物种障碍时，为它们提供了另一种在人体内顺利立足的方式。

这种风险不是小事一桩。在 2007 年，我和同仁们报告了我们在喀麦隆所做的一项研究的结果。这项研究是为了确定通过捕杀行动接触到野生动物的人感染上人类免疫缺陷病毒的比例。我们对森林附近乡村里感染上人类免疫缺陷病毒的 191 例病例进行了数据分析。大多数病例患者报告宰杀和食用过野生动物，超过一半的人报告宰杀过猴子或者猿类。最令人担心的是 17 位人类免疫缺陷病毒阳性者报告说，自己在猎杀野生动物时受了伤——这种情形对血源性微生物是天赐良机，两个物种的血液得以直接接触，从而架起病毒传染的桥梁。

直接接触野生动物血液和体液的人也感染上艾滋病毒，并且可能引起免疫功能受损。这一事实让我们看到，人类面临着新型微生物出现的极大风险。

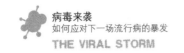
捕杀行动让人们接触到渗透在几乎每个动物组织里的微生物。当这些感染源定期与抵抗力差的人进行接触时，微生物跨物种传播的捷径就有可能出现。

. . . . . .

不仅捕杀动物行为制造了严重的微生物风险，就连当代工业化家畜饲养，包括工厂化农场和现代肉制品生产，也极大地改变了人类世界里我们与动物接触的方式，令动物病毒渗入人类并成为流行病的概率增加。

近40年来，家畜饲养发生了翻天覆地的变化。主要变化之一可以说是家畜数量。如今地球上生活着10亿多头牛、10亿头猪和200亿只鸡。据估计，如今的活家畜数，超过从10 000年前驯养活动开始到1960年为止所有家畜数的总和。这不仅是一个数字游戏，动物生长和集群的方式也发生了巨大的变化。

在1967年，美国有约100万家养猪场。到了2005年，这一数字缩减到10万多一点。猪多了而养猪场少了，意味着越来越多的猪被塞在一个大规模的工业化农场里。其他家畜饲养趋势也是这样：在美国，超过一半的牛、猪和鸡来自4家大公司。并不仅仅是美国有这种情况，现在全球超过一半的家畜都来自工业化农场。

虽然工业化环境下家畜饲养的经济效益更高，但从微生物方面考虑，会产生不良后果。与人类的情形一样，大量家畜的集中饲养，增加了家畜种群供养新型微生物的能力。生长在大型工业化农场中的动物，大部分不会处于良好的隔离状态中。与嗜血昆虫、啮齿类动物、鸟类和蝙蝠的接触，都为新感染源进入这些规模巨大的动物群落提供了机会。这种情况一旦发生，工业化农场就远不止是家畜饲养之地，而成为能够迁移到人群中的感染源的孵化器。正如前面章节所讨论的那样，我们已经看到了马来西亚猪场里尼帕病毒的肆虐。其他像日本脑炎和流感这样的病毒，也会以同样的方式行动①。

如今地球上家畜数量多得让人头痛，和驯养革命以来相比，它们变成肉食的方式也发生了重要的变化。以前一只动物可以供一家人或者最多一村人享用。随着肉类加工的出现，你在一场棒球赛上啃的那根热狗，其肉可以来自属于多个物种（猪、火鸡、牛）的成百上千的动物。当你咬下那根热狗时，你简直就是咬下了过去一家农场的所有动物肉种类。而在几十年前，一家农场里也就有这么多动物。

将很多动物的肉混合在一起，然后分给很多人享用，这将产生明显的后果。让成千上万消费者与成千上万的动物有所关联，意味着今天的每个肉食者一生平均要消费来自数百万动物的肉。以前是一只动物和一位消费者直接关联，如今动物肢体与食用者构成了一张巨大的互联网络。烹调肉类当然可以消除很多微生物风险，但相互接触的物种数量一多，就增加了一个可恶的感染源四处跳跃的可能性。

● ● ● ● ● ● ●

这种情况似乎已经发生在羊瘙痒症（sheep disease scrapie）和牛海绵状脑病（bovine spongiform ercephalopathy，简称 BSE）上，BSE 更多地被称为疯牛

---

① 虽然从微生物角度来看，目前畜牧生产的大规模工业化带来的变化弊大于利，但这并非必然结果。动物养殖实施工业化规模，是有可能进行更好的疾病监控的。如果方法得当，可以确保家畜与野生动物隔离开来。工业化也降低了直接与活食用动物接触的人口数量，这就减少了微生物向外蔓延的据点。这一连续统一体的最远端是纯粹的人造肉，或者叫作培养肉（in vitro meat）。培养肉是指完全离开动物身体，靠营养液长成的动物肉。培养肉的概念目前还未被很多人接受，其卫生及其他风险还需要进一步检验，然而它有极大的益处。工业化生产的廉价培养肉可以解决饥饿问题，降低对家畜和野生动物肉的需求，后者将明显减少新型微生物的引入。减少与家畜的接触，就意味着减少与其身上微生物的接触，也减少与家畜从野生亲戚那里获得的微生物的接触。

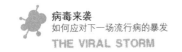
病。BSE 是第 1 章里我们提到过的，被称作朊病毒的一类引人注目的感染源中的一种。朊病毒与病毒、细菌、寄生虫和地球上我们已知其他类型生物体不同，它们没有生物学基因蓝图（也就是 DNA 或 RNA）。朊病毒不像其他已知生物体由遗传物质和蛋白质组成，它们只有蛋白质。虽然朊病毒貌似没法完成生物体的任何任务，但却具备传播能力，并且能够引发严重的疾病。

流行病大事记
THE VIRAL STORM

1986 年 11 月，疯牛病被首次确诊为新型牛类疾病。约 10 年后，医生承认接触被污染牛肉的人类感染了疯牛病。

疯牛病在 1986 年 11 月因引起奶牛明显症状而首次被确诊为一种新型牛类疾病。那些奶牛不能正常地走动和站立，几个月以后就剧烈抽搐而死。虽然疯牛病的传染源头尚存在一些争议，但源头应该是羊。20 世纪 60 年代和 70 年代，牛饲料生产进入工业化大发展时期，有一种牛饲料里添加了羊畜体碾碎制成的肉骨粉。人们早就知道羊有一种叫作羊瘙痒症的朊病毒疾病，似乎在加工羊畜体作为牛饲料时，感染源跳到牛身上并适应下来。

一旦感染源跳到牛身上，随后就会通过更多饲料四处传播。像羊畜体一样，一些牛畜体也被碾碎制成牛饲料。朊病毒从羊身上跳到牛身上之后，主要是通过传染为子代奶牛配制的牛骨粉而传播开来的①。疯牛病的传播效果相当显著。一些研究表明，这段时期可能有超过 100 万头感染的奶牛进入食物链中，但并非所有朊病毒都待在奶牛中。

首次确诊疯牛病约 10 年后，英国内科医生开始承认，在可能接触到被污染牛肉的人中，出现了一种致命的神经退行性疾病。病人显现出痴呆、严

---

① 奶牛不是唯一通过食用同类感染上朊病毒的物种。作为另一种引人关注的朊病毒，库鲁病是一种致命的神经退行性疾病。这种朊病毒正是通过同样的方式，在巴布亚新几内亚东高地省法尔人身上四处流动的。法尔人举行同类相食仪式，吃掉死去的亲人和族内成员，将死者的大脑涂抹在身体上帮助释放他们的灵魂。这些享用死人的盛宴被认定为库鲁病传染的方式。随着 20 世纪 50 年代取缔了同类相食仪式，目前该流行病已消亡了。

重的抽搐和肌肉协调能力逐渐退化的迹象。来自病人大脑的证据表明，其大脑受损方式与病牛的如出一辙。实验证据显示，将受感染者的脑组织注射到灵长类动物大脑中后，疾病也传染到该动物身上。这些人类患者感染了疯牛病。该朊病毒在人类中被发现时，同样的疾病被称为**变异型克雅氏征**（variant Creutzfeldt-Jakob disease, 简称 vCJD）。

虽然到目前为止仅确诊了 24 例变异型克雅氏征病例，但肯定还有其他病例，因为该病很难准确诊断。关于变异型克雅氏征尚有很多未解之谜，但科学家们越来越怀疑，受感染者肯定既对致命性大脑功能紊乱有着遗传易感性，又接触到受感染的奶牛组织。从健康人身上取下的扁桃体和阑尾分析显示，在英国暴发疯牛病疫情期间，每 4 000 位接触到感染源的人中，就有一人是没有出现临床症状的病菌携带者。这种情形特别令人担忧，因为已有研究表明，变异型克雅氏症会通过器官移植传染，也可能通过输血传染。

我们现在的家畜饲养和肉制品分配方式，与以往有本质上的不同。我们也采用新的方式运输活生动物。相对便利的国际航运意味着人们能够将家畜从曾经很遥远的地方运送出来，并且这种情形并不仅限于动物。在任何跟微生物感染相关的疾病被检测出来之前，我们的很多植物性食物来源现在也要跑上数千公里的运输路程，被数百万人食用。

第 6 章里，我们讨论了在刚果民主共和国猴天花的发病率是怎样一直呈上升趋势的。但猴天花疫情并非只出现在非洲，2003 年它就曾袭击了美国。科学家对 2003 年美国猴天花疫情进行了仔细的调查，结果表明它的根源在伊利诺伊州维拉公园的一家名为菲尔的口袋的宠物店。2003 年 4 月 9 日，9个不同种类，约 800 只啮齿类动物从加纳（Ghana）海运至得克萨斯州。海运的动物中有 6 种不同的非洲啮齿类动物，包括冈比亚大鼠、帚尾豪猪和多个种类的老鼠和松鼠。随后美国疾控中心所做的检测显示，运来的冈比亚大

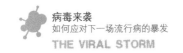

鼠、睡鼠和绳松鼠都感染上了猴天花，病毒可能是海运途中在动物中蔓延开来的。一些被感染的冈比亚大鼠最后被送到了伊利诺伊州的宠物店里离草原犬鼠很近的地方。这些草原犬鼠可能是人类猴天花疫情的罪魁祸首。

接下来的几个月里总共出现93例人类猴天花病例，波及6个中西部州和新泽西州。虽然大部分病例可能是与草原犬鼠直接接触所致，但有些病例很可能是人传人所致。

基因重组：流行病风暴升级

动物作为人类的宠物和食物，其迁移和混居增加了新的感染源进入人群的概率，也增加了不同微生物最终落脚在同一宿主身上并交换基因的机会。正如之前所讨论的那样，病毒有多种方式发生基因变化：基因信息的直接变化（基因突变）或者交换基因信息（基因重组或基因重配）。

> **基因变化**　基因变化有多种方式：基因突变提供了一个缓慢而稳定地生成新基因的重要机制；基因重组和基因重配让病毒有能力迅速获得全新的基因身份。

当两种病毒感染了同一宿主时，它们就有能力进行基因重组，交换基因信息，并可能会创造出一个全新的"镶嵌体"感染源。

这种情况已经发生并引发严重后果。正如我们在第2章里了解到的那样，艾滋病毒本身就是一种镶嵌体病毒——母代病毒是两种猴子病毒，它们在某个时刻传染到一只黑猩猩身上，发生了基因重组，成为人类免疫缺陷病毒的远祖形式。同样，流感病毒能够通过整个基因发生交换的基因重配形成镶嵌体，以获得全新的基因组。

流感病毒能够在人类、猪和鸟类相互接触的农场进行基因重配。猪有可能获得一些人类流感病毒，也能从鸟类，包括可能是迁移途中路过的野鸟那里感染病毒。这些野鸟能够将病毒直接传染给猪，或者通过鸡鸭这样的家禽间接传染给猪。当鸟带来的新病毒与人带来的病毒在猪这样的动物体内相互接触时，结果之一便是产生了一种全新的流感病毒。该病毒的一部分来自流行中的人类病毒，一部分来自鸟类病毒。这些新病毒重新感染人类后，就迅速蔓延开来。因为它们与早先流行的流感病毒有显著不同，所以人体自然形成的抗体和疫苗没法起作用。

基因重组可能在很多病毒中发挥着关键作用。对 SARS 进行的基因分析显示，它可能是一种蝙蝠冠状病毒和另一种病毒的基因重组病毒。后者也许是我们尚未发现的一种蝙蝠病毒。在感染人类和果子狸之前，这两种病毒进行了基因重组，生成了一种新的镶嵌体病毒。这些病毒之所以有基因重组的潜能，很可能与动物进入农贸市场网络后的相互接触有关，而从前这些动物在野外彼此从未有过接触。

我的导师唐·伯克如今是匹兹堡大学公共卫生学院的负责人。在指出病毒间的基因重组如何有利于孕育新型流行病方面，他扮演了关键性角色。他发明了一个术语，叫**新兴的基因**（emerging genes），以此来指代这一过程。过去病毒学家们认为，新的流行病是一种微生物完全从一只动物身上迁移到一个人身上所致。但正如我们已经在艾滋病毒、流感病毒和 SARS 病毒那里看到的那样，基因重组和基因重配提供了更隐秘的其他方式来孕育流行病。

> **新兴的基因** 两个微生物，一个旧的和一个新的，能够暂时在一个宿主体内相互接触，交换基因物质。孕育出的改良感染源有可能向外扩散，并引发一场全新的流行病，完全令人措手不及。实际上引发流行病的是新交换的基因信息，而不是一种新的微生物，因此采用术语"新兴的基因"。

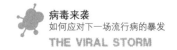

THE
VIRAL
STORM

THE DAWN OF A NEW
PANDEMIC AGE

小结

　　未来我们将面临越来越多的流行病威胁。新的感染源将蔓延并引发疾病。我们走进雨林深处，将以前与国际交通网络没有关联的感染源释放出来后，就会暴发新的流行病。当人口密集中心、地方烹饪习俗和野生动物交易之间的联系越来越紧密时，这些感染源就会四处蔓延。艾滋病毒引起的免疫缺陷将扩大流行病的影响力，因为新的感染源更容易在免疫缺陷患者身上落脚。当人类在世界范围内快速高效地运送动物时，它们反过来孕育了新的流行病。从未谋面的微生物相遇后将生成新的镶嵌体感染源，其传播方式是母代病毒无法办到的。简言之，新一波流行病即将来袭。如果我们不知道如何更好地预测和控制它们，后果将不堪设想。

THE VIRAL STORM

THE DAWN OF A NEW PANDEMIC AGE

|第三部分| 流行病监测与防控

利用现代科学技术，我们应该、也能够将流行病预测和预防做得更好，目前已经有许多有远见的机构从事这一工作，其中就包括环球病毒预警行动组织。当然，对付流行病也需要公众提高风险素养、养成良好的生活习惯。希望有朝一日，我们可以宣布，流行病的末日来临。

流行病监测：针对微生物的棱镜计划

2013 年，在全球媒体中爆出的"棱镜门"事件让世人在瞬息之间就走进了原属于特工们的世界。我们知道，对个人电邮、即时消息、存储数据、语音聊天等的监视监听能够收获无限量的信息，足以牵涉国家机密、反恐行动。撇开棱镜计划的政治影响不谈，若是能够在微生物界实施这样一个计划，对于人类是不是十分有利呢？

从某种程度上来讲，目前大多数国家有着类似的监视系统。以中国为例，2003 年之后便建立了传染病疫情报告制度，要求各级卫生医疗机构在接触到传染病病例的时候根据疾病的严重程度分级上报。类似这种的疾病报告系统是流行病监测领域的重大进步，可以说整个人类都在其中获益匪浅。但是，等到疾病出现了再做出报告是不是有些滞后了呢？有没有可能赶在致病微生物在人类中流行以前就发现它、制止它？

若把微生物对人类的致病作用看作"恐怖袭击"的话，那么每天发生在动物和人之间成千上万次的接触就是一些似是而非的提示信息了，哪种信息应该被筛选出来，呈送到"国家安全局"的案头呢？

在流行病监测的领域里，这种信息就是**新型微生物从动物跳跃到了人身上**。

在这个跳跃过程中，有一些人比其他人具有更高的被感染概率，这些人应该被称作**哨兵人群**，猎人就是其中典型的例子。本书作者和他的同事们通过对一些狩猎区猎人们的血样等标本的监测，取得了不俗的研究结果。他们认识到建立一个全球性的布控系统，监测与野生动物频繁接触的人们，以此来堵截微生物中的"恐怖信息"是完全必要而可行的。

在庞大的微生物监测系统中，此种全球布控当然不是唯一的工具。事实上，所有有助于掌握人类和动物种群传染性疾病的趋势和运动过程情报的研究手段都是可取的。

野生动物学家当然应该包括在内，他们可以观察到动物中出现的不同寻常的大面积死亡，在动物中出现流行性疾病的时候可以尽早搞清楚原因。很多时候，动物的死亡事件可能是人类疫情的"预告片"。

信息化技术也可以成为有效的工具，目前根据谷歌搜索数据构建的谷歌流感趋势系统可以很好地提供有关季节性流感的早期数据。工程师们还在继续努力着，或许在未来，利用搜索引擎来发现某社区兴起的流行病将成为一个常用的检索项目。

利用现有的病毒微阵列专用芯片对可疑感染者的组织或血液标本进行检验，可以快速便捷地检测出新型流行病的微生物凶手，但是芯片的检验范围尚受限于我们已知的病毒种类。科学家们正在探索更为广阔的检测领域，例如通过**基因测序**来发现来自宿主的组织样本中的所有 DNA 或 RNA 信息，以此找出致病原的踪迹。

......

当然，前面描述的一切不可能在短时间内成为全球可及的监测手段，但是环球病毒预警行动组织已经建立起来了，并且已经遍布多个国家和地区。在已然成型的病毒风暴中，它和其他的许多类似的组织将共同为了保护人类而战。

在本书的第三部分"流行病预测与防控"中，我们将会详细了解环球病毒预警行动组织的运行模式，同时会了解许多前沿的微生物疫情监测手段。除此之外，作者会给出许多实用性的建议，告诉我们如何在日常生活中对战病毒风暴。

全球性监测系统的建立

2004 年 12 月 9 日，在喀麦隆南部贾河动物保护区（Dja Biosphere Reserve）工作的灵长类动物学家们，从一只死去的黑猩猩身上采集了样本。这只黑猩猩四肢伸展躺在林地上，眼睛闭着，但看上去不像是受到人或者其他狩猎者的攻击。这自然引起了研究小组的关注。

比利时科学家伊斯拉·德波拉维（Isra Deblauwe）和她的喀麦隆合作者在 3 年前就开始了漫长而乏味的研究工作。他们循着像珍妮·古道尔这样的灵长类动物学家的研究传统，将研究目标锁定为野生类人猿，也就是现有的跟人类最近的亲戚，通过研究了解它们和我们人类自身。

几年后他们得出了一些有趣的研究成果。研究团队报告说，贾河的黑猩猩像其他地方的黑猩猩种群一样使用工具。特别是它们喜欢用植物的茎制成工具，从地下蜂巢里吸蜜吃。像所有猿类一样，黑猩猩喜欢吃蜂蜜。贾河研究小组的信息让我们进一步了解到，不同的黑猩猩群落以不同的方式使用工具。

但是在 2004 年 12 月的那个雨天，蜂蜜不是科学家们考虑的问题。该地区接连出现了黑猩猩的死亡现象，从第一只死去的黑猩猩身上取样后过了 4 天，他们又从另一只死去的黑猩猩身上取样。12 月 19 日，出现了第三只死去的大猩猩。这不禁令人担忧起来，因为灵长类动物学家在贾河只追踪研究一部分猿类，他们所看到的可能仅仅是灾难的开始，其他很多未被追踪的猿类可能也死了。这些珍贵的野生动物亲戚，是研究团队花费数年时间想要了解的。对物种保护和研究工作而言，这样的情况很严重。

野生猿类面临的威胁虽然很明显，却还不是唯一的问题。研究者们知道埃博拉病毒已经在加蓬（Gabon）的大量猿类间蔓延开来，那里离喀麦隆南部仅几百千米。埃博拉不仅置黑猩猩于死地，而且时不时也跳到人类身上，导致可能引发流行病的严重病例。他们也知道一位灵长类动物学家同仁在科特迪瓦共和国调查像这样的死亡病例时，已经染上埃博拉病毒。无论是什么原因导致猿类死亡，都不能掉以轻心。

幸运的是，他们已经按照计划行事。首先也是最重要的，灵长类动物学家们知道，他们不应该直接接触动物尸体。几个月前当第一具动物尸体被发现时，他们已经将信息发给了在喀麦隆首都雅温得的同仁们，这一信息又被转发给迈特·布雷顿（Mat LeBreton），一位富有献身精神又技艺高超的生物学家，他领导着我们的生态学研究团队，在病毒生态学领域开发了很多新技术。以雅温得为基地，布雷顿协助成立了一个调查疫情的国际团队，其中包括中非和德国相关政府部门和实验室。

调查团队很快整装待发，研究目的地定在贾河，这是一个美得令人窒息而又十分独特的热带雨林地带，位于刚果河的一条主要支流之上，他们在那里和灵长类动物学家们一起采集样本。他们设法从第一只黑猩猩的头盖骨和肩膀上获取样本，也分别从其他死去的猿类身上取样，包括第二只黑猩猩的腿、第三只大猩猩的颌部和第四位受害者的一些肌肉——它是一只死于 2005

年1月初的黑猩猩。

保存完好的样本被送往艾瑞克·勒罗伊的高封闭生物安全防护实验室。我在第5章里提到过这位病毒学家，他和我们合作研究发现了新的埃博拉病毒株。样本也送到了我们的合作者费边·里德兹那里。研究结果令人惊讶。虽然我们都猜测害死贾河动物的病毒是和突袭边境以南加蓬境内猿类种群一样的埃博拉病毒，但所有样本的埃博拉病毒检测都呈阴性。但是，另一种致命感染源——炭疽的检测都呈阳性。

里德兹和其同仁在2004年已经报告了一个因炭疽引发黑猩猩相继死亡的类似现象，发生在科特迪瓦共和国的泰森林。因此虽然贾河大猩猩之死是该种群第一例死亡病例，但人们知道炭疽是森林猿类的杀手。这也许有点奇怪，但并非没有前车之鉴。一般生活在草地上的反刍动物身上才有的细菌，到底是如何到达泰森林和贾河的黑猩猩身上的，至今还是个谜。这里有一些推测。炭疽芽孢的存活期长达100年，它能够污染水源，因此猿类可能在饮用湖水或者小溪水时感染上芽孢。它们也可能在追捕和享用像森林羚羊这些已感染病菌的反刍动物时被传染上。或者至少在泰森林疫情中，可能当猿类在染上炭疽的牛践踏过的农田里觅食时，就已经孕育了一场疫情。

无论病菌走的是哪一条传染路径，来自贾河和早些时候科特迪瓦共和国动物流行病的发现表明，非洲猿类种群数量的减少，不仅仅是狩猎和丧失栖息地所致。像埃博拉这样的病毒，已经大面积席卷了现有野生猿类栖息地，目前炭疽肯定也是这些珍贵野生动物的一大威胁（见图9—1）。就我个人而言，我研究过野生黑猩猩，并在乌干达帮助大猩猩种群熟悉人类，因此我觉得人类这些现有近亲所面临的越来越严重的威胁，是我们特有生命遗产的一种令人扼腕的损失。

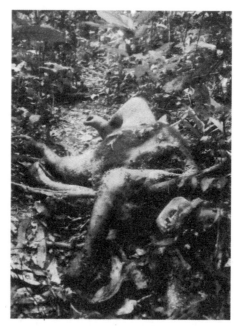

图9—1　喀麦隆贾河动物保护区内因炭疽致死的大猩猩

从我追踪和预防流行病的研究工作角度来看，猿类死亡事件暴露了我们捕获这些流行病所采用方式的另一个明显弱点。在贾河森林里发现炭疽并不代表是一次流行病预防工作的胜利，而是流行病学领域的瞎猫碰到死老鼠。灵长类动物学家的研究经费捉襟见肘，全球猿类种群中仅有极少部分处于他们的监控之下。如果我们指望这些科学家定期捕获预示着未来人类流行病趋势的动物流行病，那么我们注定要失败。要想真正早点发现流行病，我们需要更多的举措。

谁是流行病监测系统的哨兵人群

我们如何能够追捕到致命性病毒并控制它们呢？发现死亡动物的几位灵长类动物学家并未构成一个监测系统。那么在新的流行病扩散之前抓住它们并遏制它们的正确方式是什么呢？这一部分就要探讨这一问题：**当代流行病预防科学**。这里将讨论我的团队、其他同仁及合作者正在研发的监测系统，这个系统甚至能够在人们获知新型流行病之前就抓住它，遏制它。预防流行病是一个大胆的理念，但不如 20 世纪 60 年代心脏病学家开始考虑预防心脏病发作大胆。那在当时是个极大的医学进步，但现在基本上被视为理所当然了。

我萌生此意的时间要追溯到 20 世纪 90 年代末。那时我加入约翰·霍普金斯大学唐·伯克的研究团队，准备在中非建立一个实地研究点，为发现新病毒而监控人类和动物。我记得自己很多个下午在唐的办公室里，或在白板上奋笔疾书，或就完成这一任务所需自言自语，如此循环往复。

在那期间我们产生的理念里，尤其值得一提的是一个永久的概念：病毒中的恐怖信息（viral chatter）。唐提出这个术语时，是直接与情报中的恐怖信息（intelligence chatter）相对应的。我们在思考情报中的恐怖信息时，提出这样的问题：安全服务机构是如何预防恐怖事件的？

情报机构使用一系列技术手段对潜在的危险事件进行监控，但是其中最有价值的手段之一，是对恐怖信息的监控。审查电子邮件、电话、网上聊天室的情报机构能够追踪某些信号出现的频率。例如，如果一位记者发送一封包含"基地组织"和"炸弹"这两个词的电子邮件，该信将被一个过滤敏感关键词的自动过滤系统发现。即便如此，这些信息仍不太可能被送到一位情报分析家的书桌上。因为系统也记录了其电子邮件账号和 IP 地址，而且有望将恐怖信息标注到属于"记者"的分类里。

前中央情报局（CIA）局长乔治·特内特（George Tenet）在为"9·11"事件所作的证词中说，在逼近"9·11"事件的那几个月里，"监控系统一直闪烁着红色"。同样，虽然是一起偶发事件，1986 年切尔诺贝利核反应堆熔融那一天，在苏联监控的信息流量中出现了一个明显的尖峰。知道寻找什么

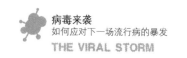
类型的关键词、谁是通常该考虑的嫌疑人，同时了解他们彼此是如何交流的，这样就能够提供有价值的情报，帮助预测罕见但重要的事件。

当我和唐一起考虑这个问题时，我们问自己，一个监测病毒中的恐怖信息的全球系统该是什么模样呢？我们如何监测发生在人和动物之间的成千上万的接触，以便发现预示着流行病逼近的恐怖信息事件呢？从我们的研究领域来看，这种事件就是新型病毒跳到了人类身上。

显然，一个依赖像灵长类动物学家这种群体的系统是不够的。他们的主要关注点是动物的行为和生态。一个理想系统要监测全球范围内人类和动物群落病毒的多样性，发现感染源何时从动物跳到人类身上。虽然理论上可行，但建立这样一个系统，在当时缺乏资源和技术保障。

正如我们在第 10 章里将更加详细讨论的那样，虽然目前准确而充分地调查人和动物身上病毒多样性的实验室研究方法一直都在提高，但还没有达到在全球部署监控的程度。简单地逻辑推断一下就会发现监测每一个人是行不通的。作为起步，我们需要一个更集中的系统——该系统瞄准一小群"哨兵"，他们是我们可以利用现有资源监测病毒恐怖信息的关键群落。

我清晰地记得自己第一次思考狩猎在感染源传播中所发挥作用的情景。作为一名哈佛研究生，在前两年我专门研究了野生黑猩猩群落。成为生物人类学系研究生的快乐之一，就是能够与著名教授埃尔夫·迪沃夫（Irv DeVore）互动。埃尔夫是一位灵长类动物学和人类进化学的骨干教师和思想家（见图 9—2）。

1993—1995 年，我担任埃尔夫的助教，他当时与哈佛心理学家马克·豪泽（Marc Hauser）合作讲授一门课。这门课程是人类行为生物学，被哈佛本科生称为"性学"，因为该课程聚焦于人类的繁衍。

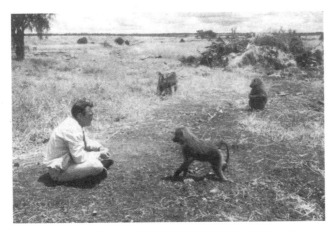

图 9—2   在肯尼亚研究野生狒狒的埃尔夫·迪沃夫博士

一个特别值得纪念的下午，我记得自己到埃尔夫位于皮博迪博物馆的那间木制的办公室里跟他交流。在我们的随意交谈中，话题转到了当时我日渐着迷的领域——微生物。就在那时埃尔夫给我讲了一个故事，那个故事开启了近 15 年来我的研究方向。

有一年夏天，埃尔夫在开车回家途中无意间发现了一只死兔子。埃尔夫料定它是一只被车撞死的健康动物，并且他一生酷爱打猎，与世界各地的猎人合作过。于是埃尔夫做了对他来说很自然的事情。他将兔子捡回家，随即褪毛开膛洗净，烧成晚餐的菜肴。

之后几天内埃尔夫就病得很厉害。他发烧，胃口越来越差，极度疲劳，淋巴结肿大。好在他立刻去挂了急诊，因为事实证明他得了土拉菌病（tularemia），这是一种由可能致命的细菌引起的，经常传染野兔和其他啮齿类动物的疾病。在及时求医的人里，该病的病死率不到 1%。但如果没有迅速就医，他就很可能痛苦地死于多器官衰竭。

埃尔夫可能是在给被感染的兔子剥皮时感染土拉菌的。通常在宰杀动物过程中，这种病菌能够以被人吸进肺里的方式进入人体。在埃尔夫讲完故事的时候，我脑海中各种可能性的想法不停地冒了出来。埃尔夫早期的研究成

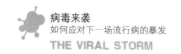
果里有一本著述，名为《狩猎者其人》（*Man the Hunter*）。他有很多年都生活在非洲的狩猎—采集者部落。这些部落的人没有农耕劳作，只靠野生食物为生。我们的谈话转向了到这些部落从事研究的想法。这些人无疑与他们身边动物所携带的微生物有着极高的接触率。

· · · · · · ·

1998 年——我和埃尔夫那次谈话后又过了几年，我写了有关狩猎在疾病传播中所扮演角色的文章。在文中我提出可以将猎人视为哨兵——如果我们一直研究他们，就能知道正跳向人类的是什么微生物，是何时起跳的，又是如何跳跃到人身上的。几年后在我和唐·伯克交谈期间，当我们探讨病毒恐怖信息的概念时，以上问题成了我们讨论的共同点。猎人们是如何将我们引向那些向人类发起关键性一跳的重要微生物的？

当唐将我招至麾下，加入他在约翰·霍普金斯大学的在研项目时，他已经和一位喀麦隆科学家建立了密切合作，在像艾滋病毒这样的逆转录病毒最初出现的中非地区研究它们。我和唐以及喀麦隆同仁、陆军上校普迪·诺勒（Mpoudi Ngole，见图 9—3）一起共事了很多年。那些年的研究工作为建立第一个真正的监控系统打下了坚实的基础。该系统尝试在新型流行病出现之前抓住它们。

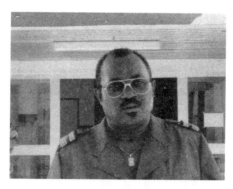

图 9—3　陆军上校普迪·诺勒

唐和上校潜心思考的主题之一就是**丛林肉**（bushmeat），这是我们在中非所做研究的中心主题。丛林肉是野味的另一种说法，虽然历史上这一术语多指热带地区的野味。但事实上，当我在新英格兰的朋友一年一度仪式般地捕食鹿肉时，他就是在吃丛林肉。我在旧金山光顾自己钟爱的海鲜店——天鹅生蚝酒吧时，厨师撬开活海胆的软壳，取出来让我吃的海胆也是丛林肉。然而正如我们在第 2 章里了解到的那样，从微生物角度来看，不是所有丛林肉都是以同样的方式制成的。

流行病监测系统的监测点

我们开始在喀麦隆从事研究工作，最重要的目的是弄清楚与席卷世界上大部分地区的那些具有致命性、但从遗传角度来看单调而同质化的世界性病毒相比，为什么中非的艾滋病毒有这么多种类。我们想从所有农村人口身上取样，希望弄清楚这里有这么多病毒基因变异体的原因。所有迹象表明，这个地区就是艾滋病的发源地。但是为什么在流行病暴发 20 年后，这里依然还有这么多种艾滋病毒？

为了回答这个问题，我们和唐以前在华特瑞陆军研究所的一些同仁们组成了研究团队。我还记得在马里兰州罗克维尔市一处普通的办公地点，第一次遇见活力四射的二人组珍·凯尔（Jean Carr）和弗朗辛·麦卡琴的情景。

在我遇到她们之前的 5 年里，她俩已经发明出对整个艾滋病毒基因组进行排序的方法，对人类免疫缺陷病毒进行了革命性的研究，并系统性地研究了不同基因碎片的来源。之前人们主要将一些更小的基因信息拼凑在一起，获得整个病毒基因序列的图景。凯尔和麦卡琴想出了一个方法，一下子就搜集到全部 1 万个基因，这样她们就能够深入挖掘构成艾滋病毒的不同基因的历史。

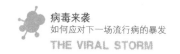

因为艾滋病毒会进行基因重组，即能够将不同病毒株的基因加以混合和匹配，她们需要研制一套新的分析手段，来弄清楚哪些基因整合在了一起，每个基因来自哪里。她们正在勾勒病毒的家族谱系，但是她们并没有瞄准艾滋病毒的整个家族谱系，而是锁定了特殊的艾滋病毒的母代病毒株，并绘制其全球分布的地图，尝试重建流行病的发展过程——绘制有关艾滋病毒如何扩散和混合的地图。

我和上校跟当地科学家组成的一支有献身精神的团队（见图9—4）一起，在随后的几年时间里，试图找出中非艾滋病毒基因多样性丰富的原因。简而言之，我们想大致勾勒出人类免疫缺陷病毒扩散到全球前的模样。研究工作的第一步，是在喀麦隆的农村地区建立监测点。乡村的研究由保德·泰莫非（Ubald Tamoufe）来协调。他是由工程师转为生物医学科学家的，说话声音柔和，行事十分严谨。我们并未随意挑选乡村地区作为观测点。普通品种的艾滋病毒株如今扩散到全球范围，甚至到达了像喀麦隆这样的流行病发源地。为了避免抓住这些相对单调的艾滋病毒株，我们挑选了位于公路尽头与世隔绝的村庄建立观测点。

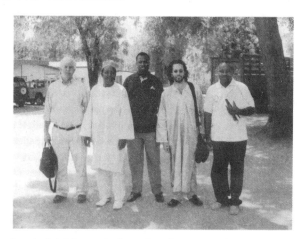

（从左到右）唐·伯克博士、英若博·杰米斯博士、梅杰·万密尼、内森·乌尔夫博士和保德·泰莫非。

图9—4　我们的人类免疫缺陷病毒研究团队

• • • • • • •

说这些地方很难到达，就暗示了要获得凯尔和麦卡琴所需的高质量样本，其后勤保障相当复杂。我们挑选的都是中非最偏僻的一些地方。在众多传奇故事里，有一则跟一位深受大家爱戴的项目司机杜格（Ndongo）有关（见图9—5）。他有一次不得不将车丢弃在河边，乘着小独木舟到河对岸，帮助我们团队从位于该国东南端阿杰拉的小村庄采集样本。

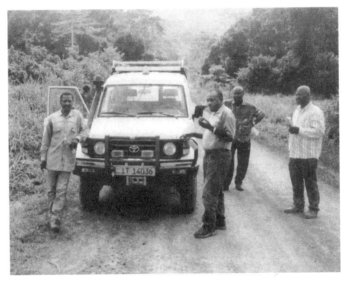

（从左到右）：司机杜格、保德·泰莫非、埃里克斯·布达和贡刚。

图 9—5　我们的研究团队

从这些特别偏僻的地方取样要面临特别大的挑战和挫折，但也有十分美妙的经历。一次在刚果民主共和国一个小村庄的经历，给我留下了难忘的回忆。那个白天，我和猎人们一直待在森林里。等回村时，我得知村里一位妇女刚刚生了一个男婴。为了表示对我的尊敬，他们想要用我的名字给男孩取名。因为一位村民听人家叫我 Docteur Natan（法语里的"内森博士"，那里的人有时这么叫我），他们就给孩子取了这个名字，不是"内森"，而是"内

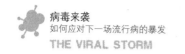

森博士"。资深的后勤专家杰里米·阿柏加（Jeremy Alberga）是这些年来一直使我们的管理、物资保障和资金运作保持井然有序的人。他开玩笑说，那名字减轻了孩子身上沉重的高等教育压力，他已经是博士了。

言归正传，我们到底采集着什么样的样本呢？首先，我们需要血样。我们从征募到的研究参与者那里，用高科技的采血管产品采集了两管血，这样我们等回到雅温得的实验室时，就很容易分离血液成分。至于动物，在一开始的时候，我们采取了一个简单但富有创新的方法，这个方法是由迈特·布雷顿研发出来的。

第一次在雅温得见到迈特时，他刚完成一个有关喀麦隆的蛇的伟大调查。有意思的是，他的大多数取样工作，是在喀麦隆各地的村子里留下一罐罐福尔马林防腐剂。因为全世界人发现蛇后都会打死它们，他只需要让村民把死蛇放在福尔马林罐子里。他时不时去搜集这些罐子，研究蛇的分布和多样性。当我们交谈时，我们意识到用同样的方法，可以很容易地搜集到成千上万的动物血液样本。我们可以改进几年前在马来西亚时，我从珍妮特和巴比尔·辛格那里学会的滤纸技术，把棒球卡大小的取样纸交给猎人，让他们一旦接触到血液就采样（见图9—6）。事实证明这项技术十分成功，我们现在拥有世界上最全面的野生动物血样。

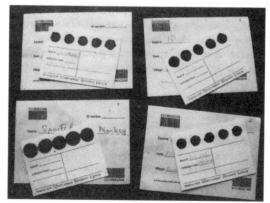

图9—6　用于从丛林肉和其他动物身上采集血样的滤纸

到艰苦的地方采样是一项挑战。此外，我们还遇到了与潜在的参与者沟通研究意图的困难。在这些小村庄里，谣言满天飞。对于我们从村民们身上采集血液的邪恶目的，他们提出了各种猜测。幸运的是，我有幸一起合作的优秀工作人员中，有一些最有才能的沟通者。

其中特别值得一提的是保罗·德隆·麦乐图（Paul Delon Menoutou）。他在喀麦隆广播电视机构担任了多年的首席卫生记者，后来加入我们的团队，直到退休。在我们工作的很多村庄里，人们从未看过电视，不认识他那张脸。但当他开始讲话时，他们总能听出他的声音。作为卫生领域值得信任而又拥有惊人才能的沟通者，他帮助我们更容易地融入这些社区，没有他的帮助，人们不会愿意回答我们提出的科学问题。他也帮助我们向公众传递了至关重要的卫生信息，这也是我们此行的基本目的之一。

· · · · · ·

待在喀麦隆的前几年，我们设法在首都雅温得一个诞生于德国殖民时期、有着令人惊叹的百年历史的建筑里建立了一个功能性实验室。在该国风景迷人、生物种类多样的 17 个乡村，我们也建立了监测点。我们获得的高质量冷冻样本蕴含着解释艾滋病毒多样性问题的线索，并且正如我们所发现的那样，样本还提供了解答其他问题的参考。

当这些样本送达位于罗克维尔的实验室时，它们已经走公路、飞航线，行程达数千公里，然而样本依然保持着冷冻状态，可用于检验。我亲自在实验室里工作了一段时间，渴望知道样本里究竟有些什么东西。但是，描绘样本中病毒特征的许多难事，都留待凯尔和麦卡琴以及她们无比能干的实验团队去做。

他们在这些人类免疫缺陷病毒样本里发现了明显的多样性。在我们所研

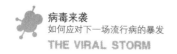
究的村庄里，有 12 个村庄有完全独特的人类免疫缺陷病毒形式——它们是将不同种类的人类免疫缺陷病毒变异体拼凑在一起的病毒，我之前从未见过。有两个或者两个以上的人类免疫缺陷病毒独特形式的村庄有 9 个。我们认为，这些地方可能显现出人类免疫缺陷病毒在全球扩散之前的面目。从本质上来看，20 世纪早期艾滋病毒从黑猩猩身上进入到人体后，可能就在像我们所研究的这些小村庄里存活。随着时间的推移，病毒发生变化，所分化出的新形式相互接触，将基因信息重新组合，制造出各种各样的遗传新品。只有一些病毒株有幸迁移到人身上，传播开来。余下的病毒依然令人关注，它们待在继续生活在野生黑猩猩身上的始祖病毒身边，但肯定会引发像它们走出去的亲戚所引发的那些疾病。

待在这些乡村里时，我们所做的研究工作不仅仅是采集样本，来回答有关艾滋病毒多样性的问题。我们也观察人们和野生动物相互接触的方式。这是当时由阿德里亚·塔西·普罗赛（Adria Tassy Prosser）协调的一项研究。他是一位人类学家和流行病学家，如今的研究基地在美国疾控中心。我们发现，生活在这些乡村里的人们跟动物接触的密切程度是我们难以想象的。宰杀过程牵涉与几乎所有携带病毒的血液和体液的直接接触。正如我所预料的那样，从事猎杀活动的人们处在病毒由动物传染至人身上的最前线。我在这些村庄工作时，开始确信这些人有可能作为哨兵，使我们得以监测病毒恐怖信息。丛林肉和与之接触的人类，成为令我痴迷不已的关注焦点。

全新病毒的猎捕

但我第一次真正接触丛林肉还不是在村子里，而是在普迪上校的家里。永远不会令我和上校发生争执的事情之一便是吃。我们吃遍中非地区无数村庄和城市。当我在上校家吃晚餐时，总能期待他会端上特殊的东西。他家精选的食物里总有地方野味佳肴。我在"普迪菜馆"最喜欢的是豪猪肉，吃起来味道有点像兔肉。

无论哪里的人以前都吃野生动物。虽然意识到杜绝野味消费对野生动物保护很重要，但是不妖魔化以野生动物为生的人们也很重要。如果我们不费什么气力，就能在不接触野生动物的情况下，持续提供高质量的蛋白质食物来源，那就最好不过了。这有助于保护一些最重要的濒危动物物种，同时防止流行病的蔓延。但问题并非这么简单。

过去 20 年来，我研究过中非各地和亚洲的许多猎人。虽然存在着必须加以消灭的非法商业性狩猎，但在我们工作的地区里，大部分猎获的动物是贫困家庭基本的食物来源。它是生存所需，而非消遣。打猎很辛苦，付出大量心血换来相当有限的能量补给（见图 9—7）。

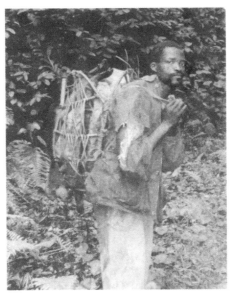

图 9—7　背着丛林肉的喀麦隆猎人

虽然我们的研究工作接触到的很多猎人技艺高超，一些人甚至喜爱打

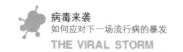
猎，但大多数人可能宁可选择一种便宜而又有营养的蛋白质形式（例如鱼），而不会选择在极难行走的地方花上数小时追踪猎物。记得我有一次碰到一个往村里走的男人，他背上扛着一只捕获的猴子。目睹流着鲜血伤痕累累的动物，我脑海里首先闪过的念头是：我们地球上的野生动物遗产中又失去了美丽而重要的一分子，这是多么不幸啊。可是我也看到，这位男子穿着夹脚拖鞋，衣衫褴褛，一整天在森林里狩猎，汗流浃背，灰头土脸。他无疑是为了生计而不是消遣！在生存线上挣扎的猎人不是我们的敌人。正如我们将在第 12 章里进一步探讨的那样，解决办法是了解和帮助他们，而不是与他们为敌。

随着在这些农村狩猎区描述艾滋病毒多样性特征的研究工作向前推进，我们也开始了另一项工作——在这些与动物接触频繁的人身上，发现全新的病毒。这是近 10 年来我的主要工作重心。为此，我们找到了在发现新型逆转录病毒方面世界上最好的实验室团队之一——美国疾病控制中心的逆转录病毒学部。

疾控中心研究团队包括汤姆·福柯斯（Tom Folks）和瓦利德·海尼（Walid Heneine），两人都是逆转录病毒学的世界领军人物。但是跟我共事时间最长的是比尔·史威兹（Bill Switzer）。比尔看似年轻的长相掩盖了其实际年龄，亲切温和的举止遮蔽了他的不懈追求——勾画一些当代最令人关注的病毒的进化图。10 年里，我和比尔每天不管是面对面还是通电话，几乎都要一起工作，判断有什么人类免疫缺陷病毒之外的病毒已经跳到那些狩猎人群身上。

我们的第一个主要发现，是一个名字不太中听的病毒，猴泡沫病毒（the simian foamy virus, 简称 SFV）。它是以其杀死细胞的方式来命名的。当你观察一个感染上病毒的培养物，就能看见在显微镜下细胞死去并起泡，呈现出泡沫四起的样子。这是一种几乎感染所有非人类灵长类动物的病毒。因为每一种灵长类动物都携带其特殊版本的病毒，这为我们提供了非常好的比较模式。通过给病毒进行基因排序，如果我们在人类身上发现其中一种猴泡沫病毒，就能准确知道它来自哪一种灵长类动物。

令人关注的是，人类没有自身的泡沫病毒。比尔和其同仁们多年前的研究显示，在参与物种共同形成的病毒中，猴泡沫病毒具有不寻常的特征。换言之，约 7 000 万年前现有灵长类动物的共同祖先身上就携带泡沫病毒。随着时间的推移，当灵长类动物谱系树不同的分支逐渐形成不同物种后，病毒也亦步亦趋地跟着。令人吃惊的结果是，泡沫病毒的进化树和灵长类动物进化树几乎一模一样。猴泡沫病毒很可能是病原体瓶颈时期我们失去的病毒之一，这是我们在第 3 章里所讨论的话题。

当我和比尔以及同仁们开始研究灵长类泡沫病毒时，我们已经知道它们理论上能够传染给人类，因为几位实验室工作人员以前感染过该病毒。但是我们不知道自然环境下这种情况是否会出现。我清楚记得真相大白的那一天。那天我们一起在比尔的实验室里工作。我到楼下去取一个叫作蛋白免疫印迹法（Western blot）的实验室测试的图像。这一方法显示个人是否产生抗体，在这里就是指抵抗猴泡沫病毒的抗体。比尔下楼来帮我一起解读图像。实验结果很明显，一些研究参与者已经感染上猴泡沫病毒。我记得自己和比尔彼此对视着，一半是震惊，一半是兴奋。那一刻，近几年的研究工作因有了实实在在的研究成果，而发生了深刻的变化。至今我墙上还挂着一幅装在相框里的蛋白免疫印迹复印件（见图9—8）。

一方面我们感到欣慰——研究取得了成功。但另一方面我们也有点不祥之感——逆转录病毒，即人类免疫缺陷病毒所属的那一类病毒，正跨界进入人体。如果我们在所研究的前几百名猎人中发现它，就说明它并非罕见。

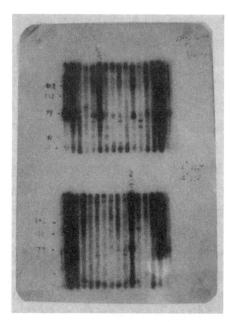

图 9—8　第一次显示猎人身上猴泡沫病毒抗体迹象的蛋白免疫印迹

在接下来的数月里我们发现，很多报告自己猎杀非人类灵长类动物的人都接触到了猴泡沫病毒。更让人惊讶的是，一些接触已经转为长时间的感染。发现这些人对病毒产生抗体的迹象后，我们尝试获取实际的猴泡沫病毒基因序列。结果所见令我们震惊不已。我们发现，多人从灵长类动物身上感染了猴泡沫病毒株，传染病毒的灵长类动物范围从一种小食叶猴——白须长尾猴，到低地上壮硕的大猩猩。而且我们发现自己所做的行为调查结果与实验结果相吻合。例如，大猩猩猴泡沫病毒来自一个报告自己捕杀大猩猩的人。虽然我们调查的很多人接触灵长类动物，但鲜有人参与捕猎大猩猩，因为这既危险又需要高度专业化技能。这一关联就是确凿的证据——证明捕猎黑猩猩的猎人在捕杀猎物时，感染上了病毒。

研究发现令我们且喜且忧。如果病毒学家们说自己并不乐于发现全新的病毒，那肯定是在说谎。这些年来我们努力工作，征募研究经费，找到了知道如何完成研究工作的当地科学家跟我们合作，在中非建了一个实验室，设立了农村监测点，采集样本，小心保存，并通过错综复杂的国际协议运送出来，展开发现一种实际病毒所必须的复杂的实验室研究。结果表明，我们的监测系统运作起来了，我们认为的接触动物频率高会导致感染上新型病毒这一猜想也是对的。然而，新型逆转录病毒正迁移到人类身上的第一例证据也表明，人们对现有公共卫生机构的信任是被误导的。人们笃信当新型病毒迁移到人类身上时，这些公共卫生机构会告知我们。我们刚刚开始发现，这是多么严重的误导。

流行病大事记

THE VIRAL STORM

新型病毒迁移到人类身上时，现有的公共卫生机构并不一定能够监测得到，因而也无法及时告知人们。

我们还继续研究了另一组逆转录病毒——嗜 T 淋巴细胞病毒（the T-lymphotropic viruses, 简称 TLVs）。猴泡沫病毒是一种在人类中找不到自己祖先的病毒。在我们从事猴泡沫病毒研究之前，只有少数实验室工作人员感染上该病毒，因此没法断定病毒可能扩散的范围和引发疾病的范围，没法断定其成为流行病的可能性有多大。嗜 T 淋巴细胞病毒就不同。我们早就知道有两种不同的嗜 T 淋巴细胞病毒——人类嗜 T 淋巴细胞 1 型病毒（HTLV-1）和人类嗜 T 淋巴细胞 2 型病毒（HTLV-2）会传染给世界范围内的人，实际上约 2 000 万人携带这些病毒。虽然一些感染病毒的人可能无任何临床症状，但是还有很多感染者患了病，从白血病到瘫痪都有。这些病毒可能会演变成流行病。显然，如果全新的嗜 T 淋巴细胞病毒正从动物身上迁移到人类身上，公共卫生官员应该对此有所了解。我们来自猴泡沫病毒的研究结果表明，这并非危言耸听。

潜心于研究的我和比尔知道，两种人类嗜 T 淋巴细胞病毒变异体都来自灵长类动物——就像人类免疫缺陷病毒一样。我们也知道，另一组还没有在人类中发现的嗜 T 淋巴细胞病毒——猴嗜 T 淋巴细胞 3 型病毒（STLV-3）也在灵长类动物中存活着，因此我们从那里开始研究。我们仔细筛查了样本，

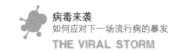

并且不出所料，在样本中找到了它——一种传染到猎人身上的病毒明显不像HTLV-1 和 HTLV-2，属于 STLV-3 那一组。这对我们而言，是一个重要的科学发现。STLV-3 有可能越界进入人类，并且正在迁移的路上。更让我们惊讶的是，在来自喀麦隆东部的一个人身上，我们发现了一种全新的人类嗜 T 淋巴细胞病毒——称之为人类嗜 T 淋巴细胞 4 型病毒（HTLV-4）。

我们在中非接触灵长类丛林肉的人们身上发现了许多新型猴泡沫病毒，又在同样的人群中发现了两种全新的人类嗜 T 淋巴细胞病毒。两项研究成果的叠加，改变了我们思考自己的研究工作的方式。虽然从理论上来说，广泛接触野生动物的人们会从这些动物身上感染上微生物（这是显而易见的），但我们一开始并不知道监测这些人群是否可行，或者说不知道这一系统是个什么模样。当我们开始了漫长而艰辛的研究，确定新型猴泡沫病毒和人类嗜 T 淋巴细胞病毒正在扩散和引发疾病的范围（这是我们一直做到今天的研究工作时），我们的研究思路被打开了。**我们开始正式考虑，建立一个全球性的布控系统，监测与野生动物接触频繁的人们，以便堵截病毒中的恐怖信息。**

· · · · · ·

2005 年我做了一次冒险的尝试，申请了一个非比寻常的项目。该项目由美国国家卫生研究院（National Institutes of Health, 简称 NIH）赞助。NIH是世界上最大的生物医学研究政府投资机构，过去资助过我的研究，但这所世界级研究所与我未来希望从事的研究并未有完美的契合。虽然国家卫生研究所项目涵盖面广泛，其资源分配并不均衡，它专门资助实验室研究而不是实地研究。其主要力量集中于更简单化的细胞生物学，聚焦于研究明确的肯定或否定答案的假说。率先尝试建立一个全新的全球性监测系统，来描绘病毒恐怖信息并控制流行病，这样的项目一般不会被资助。但是 2004 年美国国家卫生研究院开始运作一个全新的项目——主任先驱奖（NIH Director's

Pioneer Award Program），用于支持一般不被其资助的创新研究。该项目主要资助他们认为推进他们的科学目标所必须的研究，为受资助者提供 250 万美元，研究期限为 5 年。2005 年秋季，我有幸获得了该奖项。

至此，研究工作开始按部就班地进行。当然，要全面建设一个全球性监测系统，250 万美元远远不够，但这是一个好的起点。我们开始真正考虑，对世界上哪些关键性病毒热点地区的监测最为迫切。我的脑海里立刻浮现出一些关键性地区。我和贾里德·戴蒙德、克莱尔·帕罗西安的研究已经显示，大部分主要的传染性疾病都出现在非洲和亚洲。监控就从这些地方开始。

小结

我和自己的团队以及出色的当地合作者一道，将我们在喀麦隆研发的模式推广到中非的其他很多国家。富有献身精神的实地研究科学家科里纳·莫纳今（Corina Monagin），已经是能将处于敏感区域和困难区域的实地研究顺利运作起来的专家。在这样的科学家的帮助下，我与以前在马来西亚的合作者再次合作，并开始和一批新的同仁一起工作，在中国和东南亚设立研究项目，用于捕获全球性病毒恐怖信息的系统初具规模。我们和全球越来越多的同仁一起，不停地向自己发问：什么是发现新病毒的最佳手段？我们如何能够抓住更多害死人类和动物的新病毒？

在下面的章节里，我们将探讨这一研究成果。我也将讨论一些前沿性研究手段，用于在流行病蔓延前提高发现它们的能力。虽然我们所面临的流行病威胁很大，并且会越来越大，但对付它们的方法和技术手段也很先进，并且会越来越先进。

大数据时代的流行病预测

这是一座大城市，它遭受了重创。首批病例出现在 8 月下旬，患者痛苦不堪。最早的临床症状是严重的腹泻和呕吐。患者们表现出重度脱水、心率加快、肌肉痉挛、烦躁不安、严重口渴、皮肤缺乏弹性等症状。一些患者病情发展为肾衰竭，其他的则发展为昏迷或者休克。很多染病的人都死了。

到了 8 月 31 日晚上，疫情真正暴发了。接下来的 3 天时间里，仅一条街上就死了 127 人。到了 9 月 10 日，死亡数上升至 500 人。流行病来袭，童叟皆无幸免，鲜有无人患病的家庭。

这场流行病给市民带来了极大的恐慌。在一星期时间内，街道里 3/4 的居民都逃走了。商店打烊，住户家大门紧锁。以前熙熙攘攘的城市街道，如今连个人影都看不见。

疫情之初，一位 40 岁的流行病学家开始对病源进行调查。他咨询了社区领导，系统地对患者家庭进行了访谈，并在详细绘制的地图上标出每一个

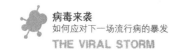

病例。他怀疑是一种水源性疾病在作祟，于是研究该社区的水源，断定其水源来自两家城市自来水公司中的一家。他从供水系统中取样进行微生物和化学分析，没得出明确结论。

在给负责人的报告里，他阐述了自己的分析，认为疫情应该是水污染所致。尽管水质分析没有明确结果，但为病例所绘制的地图强有力地支持其结论：一个特殊的出水口是疫情之源。他建议切断水源，负责人同意了。虽然大批民众逃离社区，使疫情可能有所减轻，但事实证明，调查研究和关闭水源对控制疫情还是至关重要的。

这次疫情的不寻常之处，不是暴发后的程序性调查。世界上各国的当代流行病学家会定期实施这样的调查。他们得到当地领导的支持，研究病例的分布情况，对潜在的病源进行分析，并且经常跟官员就最佳应对举措进行争论。我要分享的这个案例的不寻常之处在于：疫情发生在1854年——在流行病学出现之前。

流行病大事记

THE VIRAL STORM

1854年，伦敦爆发大规模霍乱疫情。经过研究，约翰·斯诺医生发现引发疫情的病源是水。

正如你可能已经猜到的那样，负责调查疫情的正是约翰·斯诺（John Snow），著名的伦敦内科医生和牧师，如今被视为当代流行病学的奠基人之一（见图10—1）。引发疫情的罪魁祸首当然就是霍乱弧菌（vibrio cholerae），即霍乱。由于发现病源是水而不是"污浊的空气"，斯诺为现代传染性疾病的微生物理论做出了贡献——该理论认为传染病是由微生物引起的。直到今天，你都能在伦敦索霍区看到那个著名的百老汇街水泵的复制品。斯诺断定那个水泵是1854年疫情之源。

今天看来斯诺有点凭直觉判断，但他使用访谈、病例识别和绘制地图的方法来找出1854年百老汇街霍乱疫情之源，在那个时代是具有革命性意义的。虽然1854年以前地图已被广泛使用，但他绘制的索霍区地图无论在流行病学上，还是绘图学上都属创举（见图 10—2）。他是第一位利用地图从地理学角度分析相关事件，并由此得出因果结论的人。此举使斯诺被誉为地理信息系统（geographic imformation system, 简称 GIS）使用第一人。

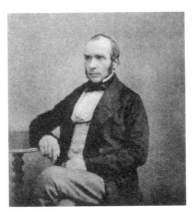

图 10—1　约翰·斯诺博士（摄于 1856 年）

地理信息系统　目前普遍使用的一种绘图系统，用于捕捉和分析地理信息。

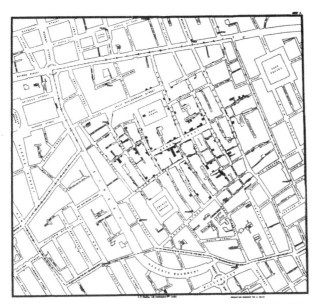

图 10—2　约翰·斯诺用来发现霍乱疫情来源的伦敦地图

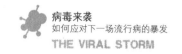
识别病毒的新技术手段

在当代地理信息系统中，一层层的信息添加到了像斯诺所绘制的地图中，用于提供更有深度的地理信息，并提出因果关系的模式。虽然斯诺的地图包括街道、住家、疾病和水源的位置，但现在的地图会包括更多层面的信息：有在不同地点采集的霍乱样本的基因信息，有结合天气信息和空间变化的时间维度，也可能有来自不同家庭的个人之间的社会联系。

GIS 是各种各样当代研究技术中的一种。这些技术使我们调查疫情和了解疾病传播的研究方式发生了明显变化。全面协调使用这些技术手段，就可能从根本上改变我们监测和遏制疫情的方式。

我们现在拥有多种斯诺在 19 世纪中叶所缺乏的科技优势。其中最重要的一点，是我们捕捉微生物和记录其多样性的能力已有了显著提高。分子生物学的革新，尤其是捕获基因信息并对其进行测序的技术革新，已经深刻地改变了我们识别周围微生物的能力。

像聚合酶链反应（polymerase chain reaction, 简称 PCR）这样奇妙的技术，现在已经成了标准的研究手段，该技术的发明者凯利·穆利斯（Kary Mullis）因此获得了诺贝尔奖。PCR 使我们能够从微生物上截选微小的基因信息碎片，制作出数十亿相同的拷贝，然后阅读其基因序列，了解所属的微生物家族。标准的 PCR 需要研究者知道自己正在寻找什么。例如，如果我们想要找到一种未知疟原虫，我们可以用 PCR 去识别特定的疟原虫基因序列，因为所有疟原虫都有彼此看上去十分相似的基因区域。但是，如果我们不知道正在寻找的是什么呢？

在 21 世纪初，为了找到未知微生物，一位聪明的年轻分子生物学家乔·德瑞斯（Joe DeRisi）和他的同仁们改进了一项令人关注的技术。该技术由他的博士生导师、斯坦福生物化学家派特·布朗（Pat Brown）开发。布朗发明的 **DNA 微阵列芯片**（DNA microarray chip），是在一个小玻璃片上以阵列形式分布的成千上万个不同的、细小的人工合成基因序列。因为样本基因信息与预设基因序列粘在一起，如果用药液冲洗置于载玻片上、含有基因信息的样本，那么与载玻片上预设基因序列匹配的样本基因将会溶解。这样你就可以通过识别载玻片上哪些预设基因序列诱捕了其自然界的兄弟姐妹，来确定样本里有些什么基因序列。到德瑞斯改进该技术的时候，成千上万的科学家们已经采用这一技术来描绘生命系统中基因信息的特征。

在德瑞斯的创新性研究之前，微阵列芯片主要用于帮助科学家们确定人类基因和动物基因的内部运作方式。但德瑞斯及其同仁们意识到，如果将这项技术加以改进，就能够创造出一个强大的病毒检测系统。他们没有将芯片设计成人工合成的人类基因信息阵列，而是设计成病毒基因信息阵列。通过仔细地梳理科学界所有已知病毒基因信息的科学数据，他们精心制作了芯片，上面以阵列形式排列着一个完整的病毒家族基因信息。如果他们从一位病患身上获得基因信息，其中所包含的病毒的某个序列与芯片上的序列相似，那么病毒就会被诱捕住。这就成功了！我们据此可以知道正在对付的是什么病毒。

这些病毒微阵列（viral microarray）专用芯片在全世界的实验室里得以广泛地应用。它们有助于迅速地识别出导致新型流行病的微生物凶手，例如引起 SARS 的冠状病毒，但是该技术并非完美无缺。这些芯片只能抓住来自科学界已知病毒家族的病毒。如果有一组我们完全不知道其序列的病毒，那么我们就没法在芯片中设计其基因序列，真正未知的病毒就会被我们忽略掉。

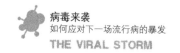
· · · · · ·

近几年里，一系列大胆新颖的测序方法，已经补充到病毒微阵列中。新机器从样本中解读出哺乳动物的大量基因序列数据——这些数据以前因价格昂贵或者耗时太长而无法拿到。这些机器正帮助我们确立一个全新的发现病毒的方法。

这个方法不是寻找特殊的基因信息，而是采集一个样本，也就是一滴血，对其含有的每一个基因信息进行测序。技术上比我说的更为复杂，但结果与你所设想的差不多。能够阅读所提供的生物样本的每一个基因序列，这正是我们一步步靠近的目标。到时候，我们将能够阅读来自宿主样本的每一个DNA或者RNA信息，尤其关键的是，能够阅读追随着它们而来的微生物的每一个基因信息。

中心问题之一就变成了生物信息学——如何对这些奇妙的研究技术所产生的几十亿个基因信息进行整理？幸运的是在一个启蒙运动中，美国国家卫生研究院的科学家们对测序信息加以挑选，建成了一座电子仓库。该电子仓库由著名的美国洛萨拉莫斯国家实验室（Los Alamos National Laboratory）研发，现在被叫作基因库（GenBank）。因为研究资助机构和学术期刊要求科学家们在提交学术论文前先到基因库提交基因序列，我们每年共为其贡献几十亿个基因信息。基因库目前有超过 1 000 亿个基因序列信息，并且其库存数量增长很快。从一次基因测序中确认的一个新序列，能够迅速地与基因库内的序列进行电子比对，看是否有匹配的序列。

在 2006 年年末和 2007 年年初，科学家们使用这些技术手段取得了很好的成果。2006 年 12 月上旬，澳大利亚但德隆医院里一位患者因脑溢血死亡，其器官被取下用于移植。一位 63 岁的老太太和另一个不知名的受体分别移植了他的两个肾，当地一所大学一位 64 岁的讲师移植了这位男子的肝脏。

到了 2007 年 1 月上旬，这三位受体都死了。

当地医院和合作实验室开始排查所有常见的罪魁祸首。他们采用 PCR 技术，并试图在培养基里培养微生物，甚至尝试了一种病毒微阵列技术，都宣告失败。一种病毒只有在样本经过大量测序后才能被发现。发现病毒的团队由哥伦比亚大学世界级实验室病毒学家伊恩·利普金（Ian Lipkin）领导。他们整理了 10 多万个基因序列后，发现了属于这个神秘病毒的 14 个基因序列。真是大海里捞针啊！最终发现的神秘病毒是属于沙粒病毒（arenaviruses）类的病毒，通常寄居在啮齿类动物身上。如果没有大量测序工作，我们是不可能发现该病毒的。

预测病毒进化轨迹的新技术手段

虽然识别一次小规模新疫情的实际源头很关键，但这仅仅是个开始。随着我们对疫情越来越了解，我们将不得不提出一个更难回答的问题：疫情将走向何方？它会不会演变成一场流行病？

正在兴起的流行病预防学（science of pandemic prevention）主要有三个目标：

1. 早点识别地方性流行病（epidemics）。

2. 评估地方性流行病演变成全球性流行病（pandemics）的概率。

3. 在致命的地方性流行病演变成全球性流行病之前遏制它们。

病毒微阵列和测序技术让我们初步了解了引发地方性流行病的传染源头，但是小规模疫情中的一种新型感染源，有能力演变成流行病的概率有多大，还需要采用更多的技术手段来评估。这正是由美国国防部高级研究计划局（U.S. Department of Defense's Advanced Research Projects Agency, 简称

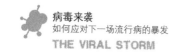

DARPA）研发的一个新项目的目标。DARPA 对当代技术世界产生了惊人的影响，比如资助了对现代计算、虚拟现实和互联网本身发展奠定重要基石的早期研究。

DARPA 正在研发一个叫作"预言"（Prophecy）的项目，其目的是"成功地预测任何病毒的自然进化"。预言项目致力于使用技术手段来预测疫情走向：结合技术手段与全世界病毒热点地区的专家团队的研究支持进行分析。预测一种病毒未来的进化轨迹似乎是科学神话，但预言项目践行了 DARPA 直面高风险也是高回报的理念。幸运的是，以我们今天对流行病的了解和可使用的技术工具，这一目标有可能实现。

以加州大学旧金山分校劳尔·安迪诺（Raul Andino）为代表的前沿实验病毒学家致力于病毒进化的理性预测。病毒繁殖十分迅速，因此任何病毒性传染，哪怕是单个病毒颗粒引发的，都将迅速地发展为一个病毒群[①]。其中有一些病毒是完全相同的，但大多数是创造它们的母代病毒株的变异体，与母代病毒株有这样或那样的不同之处。通过记录和研究整个病毒群应对不同环境的方式，安迪诺及其同仁们致力于研发出使用活病毒的疫苗制品的理性策略（这一问题我们在第 11 章还将提到）。他也希望使用相同的信息，去确定一个病毒群在进化中所占据的边界范围。病毒群不会朝所有的方向行进。了解一个病毒群的组成，将有助于了解它会进化成什么模样。

另一个致力于改变我们预测微生物进化方式的科学家不是生物学家，而是一位有物理学功底的生物工程师。他叫史蒂夫·奎克（Steve Quake），同样也是 NIH 主任先驱奖的获奖者。他研发的技术让我们以不可思议的有效方式研究和操控生命体。在近 10 年一直在斯坦福大学成功运作一个教学项目的同时，这位一身牛仔装扮的滑雪迷已经孵化出多家公司，研发了多项专利，在顶级期刊上发表了多篇论文。来自奎克研究小组的一项有用的创新成果是

---

① 这样的病毒群在科学文献里也指病毒准种。

微流体平台（microfluidic platforms）。从本质上来说，他已在小小的实验室芯片上制造出了整个实验室。

在一个特别著名的应用实验中，他进行了既乏味又复杂的细胞培养工作。在那里，来自哺乳动物和其他生物体的细胞在实验室环境下生长——从实验台到芯片上。他和团队发明的芯片只有几厘米长，拥有96个单间，细胞同时在里面生长几星期时间，能够被仔细地测量和操控。在一块机械化生产的压缩芯片上进行细胞培养，这项工作有很多用途，其中之一是为了评估来自大量样本的新病毒的传播速度和有效性。我们不难想象一个以芯片为基地的系统能够迅速地告诉我们：一种新感染源在哪一种细胞里能存活，因此其最可能行进的传播路径（通过性、血液还是打喷嚏等）是哪一条。

当我们面对一次疫情的时候，有很多问题需要探究。首当其冲的问题就是：疫情背后的微生物是谁？病毒微阵列和高通量测序这些技术正在加快我们识别新型感染源的速度，也有助于我们发现旧技术没法识别的微生物。但是一旦我们识别了一种微生物，就想知道它将走向何方。我们将在第12章里描绘最终的流行病预防系统的未来，但该系统肯定包括像安迪诺实验室研发的，评估一种病毒所采取的进化方向的那些方法。奎克研究小组有一天也许会推出一套高速芯片，迅速评估微生物可能采取的传播路径。

大数据时代的流行病预测

现代信息和传播技术为我们提供了另一套研究工具，用于从事与上面所讨论的生物技术进步有所区别又互为补充的研究工作。事实上，当你阅读这句话时，一些这样的技术工具正躺在你的口袋里。

一个叫作埃维的橡胶种植园，位于喀麦隆西南部我们的一个研究点内，我们在那里进行实验。这一实验展现了公共卫生领域一个令人激动的新趋势，

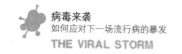
虽然它只是基于简单的手机信息的传播。

在埃维这个大约有 10 万居民的橡胶园里，每当有人生病，他们就去附近的某家诊所就医。如果病得很重，他们就从诊所转到位于橡胶园中心区域的中心医院。然而，过去没有好的技术方式令中心医院可以监控那些地方诊所的情况。如今在数字流行病学领域领导我们项目的拉奇·古拉斯卡拉（Lucky Gunasekara），他是非营利组织"短信前线：医生"（FrontlineSMS：Medic）的创办人之一。几年前，他与该组织的合作伙伴们创建了一个基于手机短信的简单系统，使中心医院能够监控地方诊所里的情况。通过简单地发送一系列预置代码，诊所里大部分关键性信息能够清楚、持续而有效地在医学体系里层层上传。使用预置代码和简单的短信形式，地方诊所能够迅速地告知其他人所收治的疟疾、腹泻和其他疾病的病例数。

简单的技术可以产生重大的影响。几个简单的技术应用就让埃维的医疗情况不仅被中心医院所掌握，也能被任何一个拥有合适接入口的人通过网页界面远程了解。先进的技术让地方临床医生和病人自己可以与外界进行交流，外界因此可以累积、组织和分析信息。这样一来，一个突发卫生事件发生期间，有关事件发展进程的信息就会传播得更加快捷，实地信息也增多了。

2010 年海地地震就是这样的情况。地震一发生，像尤沙黑迪（Ushahidi）①这样的组织就编制了简短的自由代码，供人们发送求助信息。他们随后把这些代码发给了当地音乐节目主持人，借主持人之口将这些数字公之于众。令人惊讶的是，当一切尘埃落定时，手机短信分布的统计分析图与地震灾害的高分辨率航空图像高度契合。实际上，人们的手机短信给重灾区的定位提供了很有价值的线索。对海地灾区的人们而言，更重要的是短信能救命，能将

---

① 尤沙黑迪是一家前沿的非营利技术公司，致力于加强信息的搜集、可视化和测绘。"尤沙黑迪"在斯瓦西里语里的意思是"证词"。该公司是在 2008 年肯尼亚普选后暴乱事件之后成立的，用以对暴力事件报告进行整合和测绘。

关键信息传递给空中直升机上的救援人员。

类似的系统已经在疫情暴发期间使用，例如 2010 年秋海地暴发的霍乱疫情就使用过该系统。我们最终希望能将疫情侦查工作实现群众外包，将患者们提供的零散信息汇集在一起，勾画出从疫情开始到随后扩散的实时画面。简短的代码只是一个开始。当越来越多的国家采用电子医疗记录时，世界各地的人都可以直接通过手机报告自己的健康问题，以此加强与医疗网络的联系。这些信息不仅将为报告身体有恙的患者提供更有效的治疗，而且当分析大量用户的信息时，健康异常现象将被更迅速、敏锐地侦查出来。发展到最后的反应系统，能够识别出标志一种流行病开始的异常的健康问题集群。至此，数字流行病学时代真正到来了。

· · · · · · ·

用短信作为疾病扩散的一个早期指示标，也有人对此持异议，原因之一是：即便在最紧迫的情形下，也不是所有人都会发短信。但是手机有一些使用方法，是不需要用户进行任何操作的。

就在我写这句话的时候，世界上超过 60% 的人口已经被安装了自动定位信标。这些信标持续提供他们所在准确位置的最新信息。在未来 5~10 年内，地球上几乎每个人都将安装上自动定位信标。这不是政府阴谋，你口袋里的手机才是始作俑者。

手机不断地与信号塔进行交流，提供给电信运营商海量的数据，包括用户所在位置，用户彼此间如何联系，和需稍加解释的用户社会行为。这些所谓的呼叫数据记录为电信部门提供大量数据，使他们有机会了解客户并进行更多的服务营销。但是，大数据价值不仅仅体现在营销上，这一持续信息流貌似单调，但能够救你的命。

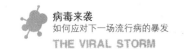
被手机公司搜集的数据，使我们都成了迅速侦查出重要人类事件的潜在传感器。内森·伊戈尔（Nathan Eagle）对此做了细致的研究。他是麻省理工学院媒体实验室成员，将呼叫数据记录应用于广义问题的开拓者之一。伊戈尔和同仁们合作，旨在通过挖掘呼叫数据记录了解地震情况。

伊戈尔和其研究团队在卢旺达研究呼叫模式数据达3年之久，其中包括对2008年2月3日那关键一星期的数据研究。当天基伍湖地区发生了5.9级地震。通过设立呼叫频率的基准数据，伊戈尔和其团队能够发现地震之后那段时期呼叫模式异常的蛛丝马迹。他们能够通过呼叫数达到的一个峰值，来确定地震时间，也能够利用来自手机信号塔的定位数据确定震中即呼叫量最大的位置。

利用手机数据侦查出地震时空信息的想法着实令人惊讶，它也暗示了一系列不同的手机数据应用。患者可能跟健康人有着本质上不同的呼叫模式。当一个新疫情向外扩散时，呼叫模式也可能发生改变。单单分析呼叫数据记录，可能对一个新疫情的早期侦查而言不尽完美，但结合我们和其他卫生机构组织提供的疫情资料，也许能帮助我们勾勒流行病早期的扩散趋势。

· · · · · · ·

如今手机的使用越来越普遍，这可能成为疫情演变成流行病之前，迅速发现和应对疾病的利器。然而在日益发展的数字监控领域，手机并不是以技术为主的唯一解决方案。2009年我在谷歌的同仁们[1]发表了一篇令人关注的论文，表明个人在线搜索模式也提供了人们所患传染病的信息。

---

[1] 发现网络搜索趋势与实际流感发病率相关的谷歌研究小组，其成员包括拉里·布瑞利特（Larry Brilliant）和马克·斯莫里斯科（Mark Smolinski），他们以前在谷歌预测和预防项目组工作，该小组包括许多年轻的谷歌工程师。谷歌的规章制度允许他们将一定时间用于慈善活动或者其他事业。拉里和马克现在都已经加入企业家、电影制作人和慈善家杰夫·斯科尔（Jeff Skoll）的团队。作为慈善家，斯科尔新的事业是斯科尔全球威胁基金，专注于减轻当代一些最严重风险的危害——其中无疑包括流行病。

通过采用谷歌保存的海量搜索数据以及美国疾控中心搜集的美国流感监控数据，研究团队能够校准监测系统，确定病患和其护理者所使用的、表明疾病出现的搜索关键词。研究团队通过搜索与流感及其症状、治疗相关的单词，建立了一个预测流感趋势的系统，比美国疾控中心提供的流感统计准确率更高。而事实上，谷歌团队做得更好：谷歌搜索数据即刻就能获得，美国疾控中心流感监测数据却有滞后的问题，因为需要时间来报告和发布。先于传统监控系统提供准确的流感趋势预测，谷歌由此击败了美国疾控中心。

谷歌流感趋势系统所提供的有关季节性流感的早期数据很有趣，并且有潜在的重要性。这一早期数据让卫生机构有时间订购药物，以满足不同病情之需。但是季节性流感的早期侦查不是我们的终极目标，我们的目标是建立一个能够发现一种新兴流行病的系统。谷歌现在正努力将疾病侦查范围从流感扩展到其他种类的疾病。当越来越多的人使用谷歌这样的搜索引擎，我们就可以获得越来越多的数据。我们所希望的是，除流感之外其他感染源的趋势分析也做得越来越好。也许有朝一日，我们仅仅谷歌搜索一下，就会发现一种流行病正在某社区兴起。

． ． ． ． ． ． ．

社交网络的迅猛发展，提供了另一组大数据，使我们有可能会发现即将到来的疫情信息。这些信息虽然微弱，但有潜在的价值。像英国布里斯托尔大学的计算机科学家威斯利斯·莱普（Vasileios Lampos）和奈勒·克里斯蒂亚尼尼（Nello Cristianini）已经采用与谷歌科学家们相类似的方法，对数以亿计的 Twitter 信息进行整理。像他们在谷歌的同仁们一样，莱普和克里斯蒂亚尼尼使用关键词观察 Twitter 上的流感趋势，发现其与流感统计具有相关性。这里的流感统计是指英国健康保护署（UK's Health Protection Agency）提供的数据。

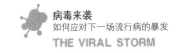
　　2009 年在甲型 H1N1 流感病毒大流行时期，他们追踪 Twitter 中与流感相关的信息的出现频率，并将结果与官方卫生数据比对，发现准确率达到 97%。与谷歌流感趋势研究团队的研究成果一样，莱普他们的研究提供了一个既快捷又具有潜在廉价性的流感研究方式，作为传统流行病数据收集的补充。这种研究方式也可能扩展到对流感以外疾病的研究。

　　虽然社交网络可以让我们调查到人们正在交流什么话题，但它也许还能提供一系列更为丰富和精细的应用。在最近一项引人注目的研究中，两位社会科学的领军人物尼古拉斯·克里斯塔基斯（Nicholas Christakis）和詹姆斯·福勒（James Fowler）研究了社交网络如何能为传染性疾病提供监控[1]。

　　在一个设计精巧的实验里，这两位科学家追踪被分成两组的哈佛学生。第一组被试者是从哈佛学生中随机选择的，第二组被试者是从被第一组人列为朋友的人中选出来的。因为靠近社交网络中心的个人，可能比处在边缘的人更快地被传染上疾病，克里斯塔基斯和福勒就假设在一次疫情中，朋友组比随机组更快地传染上疾病，因为随机组一般比朋友组离社交中心远。实验结果令人震惊。在 2009 年的流感疫情中，朋友组比随机组平均早 14 天感染上流感病毒。

　　我们希望社会科学能够识别出新的"哨兵"来监控新疫情，并早点捕获它们[2]。但是确定人与人间的朋友关系是要花时间的——我们在一所单独的学校办得到，在全国范围内也许就不行了。当前巨大的在线社交网络中自我

---

① 尼古拉斯·克里斯塔基斯的更多研究成果详见其专著《大连接》，简体中文版已由湛庐文化策划，中国人民大学出版社出版。——编者注

② 社交网络不是唯一用于病毒早期侦查的社会科学方法，另一种方法是使用预测市场（prediction markets）。在 2004—2005 年流感季节，艾奥瓦大学的研究者们建立了一个未来市场，护士、药剂师和其他卫生工作者可以就他们对流感发展趋势的看法进行交易并赚钱（以教育资助的形式）。研究者们表明，关注因激励机制而进行正确选择的地方专家的市场行动，也会为疫情提供早期预警。

确认的朋友，也许让这项任务更容易完成了。像 Facebook 这样的在线社交网络虽然不是为监控疫情之便而设计，但却创造了相对便利的监测系统，能够被用于确定疾病的出现频率，识别社会性"哨兵"，也许最终会就一种新型感染源在一个社区的扩散提供预警。

． ． ． ． ． ． ．

当约翰·斯诺于 1854 年首创地理信息系统时，他所采取的行动在我们今天看来，十分合乎逻辑且直截了当。他绘制了一张地图，标注了病人所在的位置以及可能的污染源。斯诺不可能预测到他所迈出的尝试性的第一步将最终走向何方，或者预测到今天的 GIS 可使用的数据。

未来可能不会出现一种数据包打天下的局面。如果斯诺生活在今天的社会，要调查一次疫情，他会想要得到所有数据：病患在什么地方；如何通过短信或者互联网搜索能更迅速、便捷地得到数据；病例是被什么所传染，甚至是被什么特有的微生物的基因株传染；如何最大限度地使用呼叫数据，记录监控人们的流动，以便追踪疾病的流动或者孕育疾病之所；人们是如何进行社会性联系的——他应该会追踪可能的首批感染者，或者是比其他人先出现病症的人。

你可以想象一下未来的疫情 GIS，或者用硅谷人更为熟悉的术语——我们的数据团队负责人拉奇·古拉斯卡拉称其为未来的**疫情聚合图**（mash-up）：包含着层层关键信息的一幅地图——有人们所在的位置、他们的关注点、他们感染的微生物、他们流动的地方、他们联系的人。研发和持有这张结合数字化和生物学的聚合图，正是拉奇团队的奋斗目标，也是本书最后一章我们将要提到的内容。随着时间的推移，不同疫情的数据可以放在一起加以分析，使得我们在实际的疫情中考察不同因素的影响，并能够对所有的技术手段进行最优加权，使预测效力最大化。

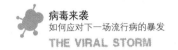

THE
VIRAL
STORM

THE DAWN OF A NEW
PANDEMIC AGE

小结

当人们问我是否对流行病预测的未来持乐观态度时，我的回答总是一声响亮的"是"！根据本书前 2/3 的内容，你也许会质疑我的乐观。动物和人类之间稳定持久的相互关联，已经酝酿了一场完美的新型流行病风暴。然而，如今通过传播和信息技术在人与人之间构建的相互联系性，我们在提早捕捉疫情方面获得了前所未有的能力，再加上人类潜心研究引发流行病的微生物多样性，取得了令人瞩目的进步。两者结合，使我的乐观主义有了可靠的保障。

谁将是最终的赢家？流行病将横扫人类，毁掉数百万生命，还是科技将策马前去，拯救人类？

病毒对疾病治疗的积极作用

　　所有活着的生物体，都为成功繁衍后代煞费苦心。对人类而言，这意味着在宝宝出生后的头几年悉心哺育和照看他们。对其他生物体而言，例如海龟，其心血不仅倾注于已出生的子女身上，还要积累营养物质给龟蛋，四处寻觅产下龟蛋的合适地点，把龟蛋埋在沙子里以防被捕食者发现。不管是什么类型的生物体，为人父母者都想要有延续自己生命的孩子。他们采用各种各样的手段，帮助自己实现这一心愿。

　　对子女关怀备至的父母包括黄蜂。有两个科的黄蜂为保护自己的后代采取了很不寻常的行动。属于小茧蜂科和姬蜂科的黄蜂把卵产在毛毛虫幼虫的背上，黄蜂卵在生长的过程中就吃毛毛虫的肉。这实际上是地球上一种相当普遍的造物安排，有成千上万种这样的关系存在着。在毛毛虫和黄蜂之间存在着一种进化压力。随着时间的推移，毛毛虫抵挡黄蜂卵的自卫方式发生着变化，而黄蜂卵发展出抵消或者躲避毛毛虫自卫方式的能力，如此循环往复。

　　在这场进化的军备竞赛中，小茧蜂科和姬蜂科的雌蜂们为了赢得胜利，

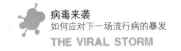
采用了其他以这种方式生活的黄蜂不知道的伎俩：在毛毛虫背上产卵之前，它们用一种特殊的物质将卵包裹起来。慢慢地，这一物质发挥出强大功效，将毛毛虫杀死，让黄蜂卵在余留的美味上自由自在地成长（见图11—1）。

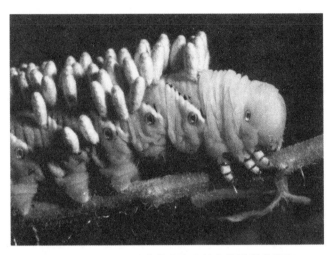

图11—1　一只毛毛虫幼虫身上的小茧蜂科黄蜂卵

黄蜂妈妈们使用的物质着实令人惊讶，它不是一种植物毒素或者毒液，而是一种病毒浓缩剂。这种病毒属于DNA多态病毒科（polydnavirus family），黄蜂感染上没有任何问题，但会给毛毛虫带来一系列打击。病毒在黄蜂卵巢里繁殖，和黄蜂卵一起进入毛毛虫体内。作为回报，病毒抑制了宿主毛毛虫的免疫系统，进而引发严重疾病，甚至导致毛毛虫死亡，以此达到保护黄蜂卵的目的。黄蜂帮助病毒，病毒帮助黄蜂。

病毒与宿主的关系具有连续性：一些病毒伤害其宿主，一些病毒对宿主有利，一些病毒（也许是绝大部分病毒）以相对中立的姿态过活，对它们为自身生存必须暂时栖息的生物体没有实质上的伤害和恩惠。

在这一章里我们将转换视角。我们不讨论病毒的害处，而专门讨论它们如何帮助我们对抗传染性疾病和其他疾病。公共卫生事业的目的不应该是灭杀所有病毒感染源，而应该是控制致命性病毒。

病毒帮助预防传染性疾病

在对抗流行病的战役中，病毒对我们最重要的帮助也许是促进了疫苗的研制。在说明人与病毒的伙伴关系方面，没有比我们与牛痘病毒的关系更好的例子了。

在18世纪后期，著名英国科学家爱德华·詹纳（Edward Jenner）沉浸于对一种现象的观察。他发现挤奶女工似乎不会感染上天花。1796年5月14日，詹纳进行了一点尝试，给家中花匠8岁的儿子詹姆斯·菲普斯接种了牛痘。牛痘是詹纳从一个年轻挤奶女工手上刮下来的，她从一头奶牛那里感染上病毒。

流行病大事记
THE VIRAL STORM

小詹姆斯·菲普斯接种后身体有点发烧和不舒服，但不良反应仅此而已。等他痊愈后，詹纳继续给

18世纪后期，英国科学家爱德华·詹纳研发出预防天花的疫苗，被称为人类历史上拯救人口数量最多的发明。

他接种了少量真正的天花病毒①——没有引发任何病症。詹纳后来在其他人身上复制了这种行为，牛痘接种一举成为人类历史上最重要的研究成果之一。詹纳研发出一种预防天花的疫苗，而天花是人类面临的最大祸害之一。一些人称赞这是人类历史上拯救人口数量最多的发明。

---

① 詹纳在一个孩子身上做实验，给他接种未经认可的疫苗，随后让孩子接触一种已知致命性疾病。你也许会质疑这一行为的伦理问题。尽管他因此事受到指责，但一项更严谨的调查结论认为并非如此。因为天花的传播速度相对较快，很多成年人可能已经接触到天花病毒，不适宜在他们身上做研究，因此需要在孩子中进行研究。而且，当他给菲普斯注射天花病毒时，该病毒甚至算是早期天花疫苗形态的一部分。早期接种叫作人痘接种（variolation），是以可控方式让病人接触少量真正的天花病毒，激起免疫反应，以防自然感染。人痘接种的死亡率是1%~3%，按今天的标准令人难以接受，但比自然感染上天花病毒者30%的死亡率还是低多了。考虑到这些因素，并且詹纳也将自己的儿子作为了实验对象，我认为我们可能不必对他过于苛求。

詹纳的研究工作催生了疫苗，最终将天花彻底从地球上消灭。我曾看过一份证明天花已经完全被消灭的原始记录，那是在约翰·霍普金斯大学的亨特森（D. A. Henderson）办公室里。亨特森领导了世界卫生组织的全球性消灭天花运动（见图 11—2）。我记得当时自己面对那份原始记录思忖道，消灭天花是多么重要的丰功伟绩！人们是如何完成这一壮举的呢？

我们将天花的消灭归功于一种疫苗，但是有必要对此进行更深一层的调查研究。让我们夺取胜利的疫苗，实际上是一种货真价实的病毒，我们控制它，用它来帮助人类。事实上连疫苗的英语单词"vaccine"本身都出自牛痘的拉丁语"variolae vaccinae"。"variolae"的意思是"痘"，"vaccinae"的意思是"牛的"。

> **疫苗**　疫苗的概念本质上是指积极利用一种病毒对付另一种病毒。

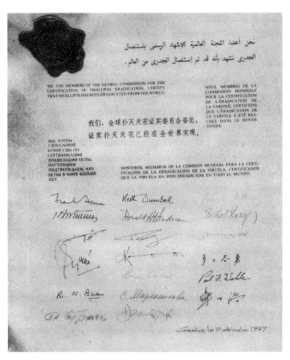

图 11—2　全球扑灭天花证实委员会证明书

因为牛痘与天花病毒亲缘关系近得足以使牛痘产生免疫力，但两者的区别又足以使牛痘不会引发疾病，所以牛痘成为对抗天花大流行的终极武器。牛痘能在不致人死地的情况下产生免疫力，那些首批感染上牛痘的人都安然躲过天花病毒，说明它起到了一种疫苗的作用。

与其将疫苗视为人类的创新发明，不如按另一种观点将其视为人类的合作伙伴。正如黄蜂与 DNA 多态病毒形成一种共栖关系，以帮助保护自己的卵一样，詹纳发现我们可以用牛痘来保护自己的孩子。

尽管我们将疫苗视为人类研发的高精尖技术，但目前使用的大多数疫苗是病毒或者是病毒的一部分。有一些疫苗，像天花疫苗，不过是活病毒疫苗。换言之，它们只是我们注射到人（或动物）体内并产生一种免疫反应的病毒，人们用它们来预防另一种更致命的病毒。另一些疫苗，像口服脊髓灰质炎病毒疫苗和麻疹、腮腺炎、风疹混合疫苗（MMR）是减毒活疫苗（attenuated virus）。流感疫苗是病毒灭活疫苗（inactivated virus）。而乙肝疫苗和人乳头状瘤病毒疫苗，是我们选择病毒的一部分成分加以使用。需要指出的是，几乎整个当代疫苗学都是在以毒攻毒。一些安全的病毒是我们抵抗致命性病毒的最好的朋友。

> **减毒活疫苗**　减毒活疫苗是我们在实验室培养的活病毒，致命性有所减弱，效用不变。
>
> **病毒灭活疫苗**　病毒灭活疫苗中的病毒自身失去繁殖能力，但仍然能够激起适当的免疫反应，所以它们仍旧是病毒。

病毒帮助控制慢性病

微生物预防传染性疾病的功效似乎很明显了，那么微生物能够帮助我们控制慢性病吗？回答越来越趋向于"能"。

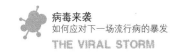

公共卫生导论课将传染性疾病和慢性病进行了严格的区分。它们把诸如艾滋病、流感、疟疾之类的传染性疾病放在一边，把诸如癌症、心脏病和精神病之类的慢性病放在另一边。然而，这些区分并不总是经得起仔细推敲。

1842年，意大利内科医生多梅尼科·里戈尼-斯特恩（Domenico Rigoni-Stern）研究起了其家乡维罗纳的疾病模式特征。他注意到，似乎修女的宫颈癌发病率明显低于已婚妇女，也注意到像首次性行为年龄和性生活混乱之类的行为因素似乎与这种癌症的发病频率有关。他得出结论，宫颈癌是由性引起的。

虽然最终证明性本身不是宫颈癌的发病原因，但里戈尼-斯特恩的思路是对的。1911年，正在洛克菲勒医学研究所（现在的洛克菲勒大学）工作的年轻科学家弗朗西斯·佩顿·劳斯（F. Peyton Rous，见图11—3）将一只鸡身上的肿瘤组织注射到健康的鸡身上。劳斯发现注射的肿瘤组织在健康的鸡受体身上引发了同一种癌症。癌症可以传播！让鸡得了癌症的病毒，因劳斯是发现者而被叫作劳斯肉瘤病毒（Rous sarcoma viras）。它是第一种被证明会引发癌症的病毒，劳斯因此获得了诺贝尔奖。该病毒也不会是最后一个被发现与癌症有关系的病毒。①

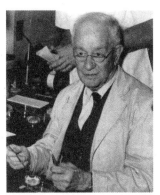

图11—3　弗朗西斯·佩顿·劳斯博士（摄于1966年）

---

① 令人关注的是，劳斯在研究成果出来55年之后才获得诺贝尔奖。这也许是从关键性发现到获奖时间间隔时间最长的！他的研究成果当时在学术界并不受欢迎，但在1926年他获得诺贝尔委员会提名时，一些科学家承认了该发现的重要性。

20 世纪 70 年代，德国内科医生和科学家哈拉尔德·楚尔·豪森（Harald zur Hausen）推测了宫颈癌的发病原因。根据里戈尼-斯特恩和劳斯的研究成果，楚尔·豪森怀疑宫颈癌是由某种感染源引发的。楚尔·豪森不像同时代的科学家们那样认为其病源是单纯性疱疹病毒，而是相信引发尖锐湿疣的病毒——乳头状瘤病毒才是罪魁祸首。楚尔·豪森和其同仁们在 20 世纪 70 年代后期花了大量时间，描绘各种类型的疣中不同的人类乳头瘤状病毒特征，看是否能够在宫颈癌妇女患者活组织切片检查时采集的组织样本中发现它们。他们最终在 20 世纪 80 年代早期大获成功。在所研究的活组织切片检查样本中，他们发现两种乳头状瘤病毒 HPV-16 和 HPV-18 占了很大比例。今天，高达 70% 的宫颈癌是这两种病毒引起的。

楚尔·豪森跟他的前辈劳斯一样，因突破性的研究获得了诺贝尔奖。他们所进行的研究为宫颈癌疫苗的研制奠定了基础。2006 年 6 月，默克公司获得美国食品和药物管理局的销售加德西（Gardasil），一种人乳头状瘤病毒疫苗的许可证。与前文所讨论的其他疫苗一样，加德西使用人乳头状瘤病毒本身的成分去激发人体的免疫反应。接种者如果日后接触到活跃的病毒，就不会被传染上。加德西疫苗采用了病毒样颗粒（Virns-like particles, 简称 VLPs），它们看上去像真正的病毒，但没有其基因材料，因此不能进行自我复制。通过预防引发宫颈癌的几种人乳头状瘤病毒的感染，疫苗有效地预防了大多数致命性宫颈癌。

慢性病极难治愈。无论是癌症、心脏病还是精神病，鲜有治疗手段能让患者恢复到病前的身体状况，很多病例压根就没法治。但是，当发现一种慢性病是由一种微生物引起时，治愈和预防的可能性就大大增加了。例如宫颈癌，以前的治疗需要损害身体，还只是偶尔起效，如今则能借助接种疫苗加以预防。当微生物能预防慢性病并可能治愈它们时，对付慢性病就不再困难重重了。

宫颈癌不是唯一一种由微生物引发的慢性病，乙肝病毒和丙肝病毒都能

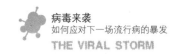

引发肝癌。研究者目前正在探究前列腺癌由病毒引发的可能性。前列腺癌是引起美国男性癌症患者死亡的主要原因之一，研究者们怀疑它是由异嗜性小鼠白血病相关病毒（Xenotropic MVLV-related Virus, 简称 XMRV）引发的。幽门螺杆菌能引发胃溃疡，某些类型的嗜淋巴细胞病毒会引发白血病。我们在第 9 章讨论过这一类病毒，在中非所研究的猎人身上发现了它们。甚至连造成 1/3 美国人死亡和全世界无数死亡病例的凶手——心脏病，都可能含有传染性的成分。富于创新的美国进化生物学家保尔·爱华德（Paul Ewald）已写过有关感染源与慢性病之间联系的文章。他认为肺炎衣原体与环境因素相互作用，也许是心脏病发作、中风和其他心血管疾病产生的病因。

还有一些病被怀疑是由病毒引起的，但尚未被证实。I 型糖尿病的病例分布显示它可能和一种感染源有所关联，但至今尚无确凿证据。我自己的研究团队和合作者们最近开始从事美国国家癌症研究所（National Cancer Institute）一项拨款项目的研究，筛查多种类型癌症的肿瘤标本，在其中寻找病毒。这是探索性研究，一旦我们发现了病毒，潜在益处是不可估量的。

· · · · · · ·

一些精神病也许源于微生物感染。正如我们所见，微生物能够影响行为。弓形虫改变啮齿类动物大脑中很特殊的神经回路，减少其对猫的恐惧，从而增加它最终在一只饿猫身上完成生命周期的机会。狂犬病毒引发感染者对水的恐惧，增加其攻击性，有助于在感染者唾液中积累病毒，通过可能的致命一咬来传递病毒。

凭借这些明显的微生物操控行为的例子，怀疑微生物可能跟精神病发病有关是科学界一次显而易见的飞跃。约翰·霍普金斯大学医学院一位研究者致力于该课题的研究多年。该学者叫作罗伯特·尤肯（Robert Yolken, 见图 11—4），他研究各种精神疾病（包括双相情感障碍、孤独症、精神分裂症），试图确认微生物是否在其中有所作为。他的研究重心是精神分裂症。

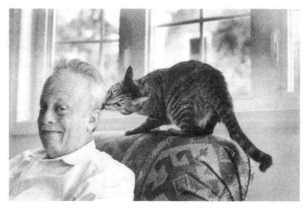

图 11—4　罗伯特·尤肯博士和他的一个研究对象

我们似乎有必要探讨精神分裂症与感染源之间的联系。多年来，研究者们已经注意到出生的季节性与精神分裂症的关系：冬季出生的孩子比其他季节出生的更可能患上精神分裂症。虽然至今研究结果还不明确，但这一发现一直被认为是暗示像流感这样的冬季疾病感染了孕妇或婴儿，也许会使人易得精神分裂症。

尤肯最近在关注刚地弓形虫，即简单弓形虫。他和该领域其他学者为寄生虫在这一灾难性精神病中所扮演的角色梳理出了一个证据，尽管也许不完全确定，但看似相当可信①。多项研究已发现精神分裂症和弓形虫抗体出现之间具有相关性。一些弓形虫病发作的成年人心理上也出现不良反应。在实验室细胞培养研究中，科学家看到用于治疗精神分裂的抗精神病药物对弓形虫有效。作为有关精神分裂症课题密集研究的一个标志性成果，研究记录了与实验控制组的人相比，有精神分裂症的人跟猫接触得更多。这些和其他

---

① 值得关注的是，刚地弓形虫也许为一套常见的刻板行为提供了一种科学解释。最近对《纽约时报》一篇文章中所引用的"疯狂猫女综合征"（crazy cat lady syndrome）的关注指出，囤猫行为类似于感染上弓形虫的啮齿类动物的行为——例如对猫有亲切感，对其尿臊味有免疫力。目前还没有科学研究证明或反驳这一假说。

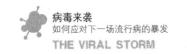
研究成果结合在一起，指向了一种联系。这一联系仍旧面临着挑战，因为寄生虫不可能跟所有精神分裂症病例都有关联，该病的发作也有重要的遗传决定因素在起作用。

· · · · · · ·

病毒也可能是一种复杂的、备受争议的、有点神秘的精神疾病的病因。慢性疲劳综合征（Chronic fatigue syndrome, 简称CFS）是一种令人慢慢衰竭的疾病，病源不明，有种种非典型症状：虚弱、极度疲劳、肌肉疼、头疼、难以集中精神等。大多数为了期末考试整夜学习或者在健身房锻炼过度的人，会认为这些症状是熟悉和常见的。它们也是其他很多疾病的常见症状，这样一来，排除其他可能病因变得相当困难。医学专家和公众就慢性疲劳综合征是否真的是一种独特的精神疾病而争论不休，但是近期研究成果支持慢性疲劳综合征是一种真正疾病的观点。在数项结果相互矛盾的研究之后，2010年发表的一项研究成果提出，慢性疲劳综合征与一种小鼠白血病病毒科的病毒具有相关性。要在小鼠白血病病毒与慢性疲劳综合征之间建立因果关系，还需更多的研究成果，但是这项发现为很多后续研究提供了希望。

慢性病给患者和其家庭带来很大的痛苦和不安。和微生物引发的癌症一样，针对一种微生物引发的精神分裂症或者慢性疲劳综合症，需要研发迅速且可能重要的新型诊疗法和疫苗。就宫颈癌而言，大部分宫颈癌是由人乳头状瘤病毒引起的，因此可以研发预防病毒的疫苗。但情况并不总是这样，如果只有少部分精神分裂症或者慢性疲劳综合征患者是因一种病毒而发病，那么病毒与疾病的关系会变得复杂，也不易发现它们之间的联系，然而我们还是值得为之努力的。很多慢性病缺乏好的治疗方案，而我们有能力研制对抗微生物的疫苗和药物，这是很了不起的。难道你不想为自己或孩子接种预防精神分裂症或者心脏病的疫苗吗？哪怕微生物只是病因之一，难道你不想对这部分病因有所防范吗？我们希望有朝一日你将能够这么做。

病毒疗法：以毒攻毒的治疗

用一种微生物去预防引发疾病的另一种微生物，是着实令人啧啧称奇之举，但不知用一种微生物直接治疗疾病会怎么样呢？这是**病毒疗法**（virotherapy）这一新兴研究领域正在逐渐探索的东西。

感染细胞是所有病毒生命周期的一个组成部分，它们不会随意感染细胞。正如我们已经讨论过的那样，病毒以一种锁匙相配的方式感染细胞：它们进入的那些细胞的细胞表面有病毒能够识别的特殊蛋白质，即细胞受体。如果一种病毒只识别和感染癌细胞，那么从理论上讲，该病毒就能够以这种方式入侵那些细胞，消灭癌症。当然，最好它们与癌细胞交战后不会感染其他细胞，并全部战死沙场。

事实上，真的存在这种病毒。塞内卡山谷病毒（Seneca Valley virus）是一种天然形成的病毒，它似乎明确锁定生长在神经和内分泌系统交汇处的肿瘤细胞，在肿瘤细胞内繁殖，引起细胞溶解或者破裂和死亡。当该病毒释放出来后，它扩散到新的肿瘤细胞里继续发挥效用。那是一种有益的病毒！

塞内卡山谷病毒是在位于宾夕法尼亚塞内卡山谷一家生物技术公司实验室里被发现的。病毒可能污染了通常实验室使用的牛肉或猪肉制品的细胞培养物。它被分离出来后，研究人员发现这是一种属于小核糖核酸病毒科的新病毒，脊髓灰质炎病毒就属于该病毒科。检测显示，这种病毒具有令人惊讶的选择力，精准锁定神经内分泌系统癌细胞，却不感染健康细胞。这是一个很好的提醒，告诉我们不是所有突破种属障碍而来的病毒都是祸害。

塞内卡山谷病毒不是唯一对人类有益的病毒。病毒疗法研究人员群体虽

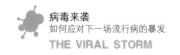
然规模还小，但在慢慢扩大。他们使用和改造一系列病毒，包括疱疹病毒、腺病毒（引起感冒的病毒之一）和麻疹病毒，以创造对抗癌症的病毒疗法。由一家叫 BioVex 的生物技术公司研发的一种疱疹病毒疗法，也许是其中最先进的，目前已进入确定其控制头颈癌症能力的最后试验阶段。虽然试验结果还没有公开，但名列《财富》500 强的生物技术公司安进公司（Amgen）将收购规模稍小的 BioVex 公司，同时将其疱疹病毒疗法一并收入囊中。

· · · · · ·

那么感染其他病毒的病毒又是怎么样的呢？

一个显著的例子是一种叫作 GBV-C 的小病毒。我们在第 5 章里提到过这种病毒，体内有此病毒的人在全世界占了很高比例。这个听上去有些奇怪的病毒与丙肝病毒同属于一个病毒科，但它显然不会害死人类。事实上，它能救我们的命。

2004 年，顶级医学期刊《新英格兰医学期刊》（*New England Journal of Medicine*）发表了一项惊人的研究成果。研究人员指出，感染 GBV-C 能够帮助感染艾滋病的男性患者延长生命。他们调查感染了艾滋病毒五六年的男性患者，发现未携带 GBV-C 的男性艾滋病患者，其死亡风险几乎是携带活跃的 GBV-C 的男性艾滋病患者的 3 倍。GBV-C 如何救治艾滋病患者我们尚未得知，但它可能直接干扰了艾滋病毒。不管是什么机制在发挥效用，这一小小的生物体在目前艾滋病流行期间，可能已经延长了数百万人的生命。

· · · · · ·

病毒也能骚扰其他种类的微生物——细菌也能生病。病毒感染所有的细胞生命形式，不管是细菌、寄生虫还是哺乳动物。正如我们在第 1 章里所讨论的那样，虽然非专业人士们倾向于将微生物看作是同一种类型的生物体，但实际情况完全不是这么一回事。专业人士认为所有的细胞生命形式（细菌、寄生虫、真菌、动物、植物等）之间的亲缘关系，要超过它们与病毒的关系①。而且寄生虫是属于真核域里的生物，与我们人类的亲缘关系既超过它们与细菌的关系，也超过我们与细菌的关系。

珍·帕特森（Jean Patterson）是令人瞩目的哈佛病毒学家，如今在得克萨斯州生物医药研究所工作。她是在 20 世纪 80 年代中叶开始对上文提到的现象感兴趣的。虽然她的主要关注点是病毒，但她想仔细地观察一群叫作原生动物的寄生虫（简称原虫），其中包括疟原虫和利什曼原虫。后者是一种有害的原虫，通过沙蝇的叮咬传染给人类。帕特森对这些寄生虫将遗传信息转化成行动的过程感兴趣，她专注于发现能够感染这种有趣寄生虫的病毒。

1988 年帕特森和其同仁们发现了一种感染利什曼原虫的天然小病毒，他们是首次从这群寄生虫的角度来描述一种病毒特征的学者。感染寄生虫的病毒能为对付寄生虫提供天然的系统疗法。与杀死癌细胞的病毒一样，对付寄生虫的病毒有可能被改造成既安全又有效的病毒。

我自己职业生涯的相当一部分时间用于研究原虫。最初，我作为博士生在马来西亚婆罗洲与我的兽医同仁们一起工作，试图了解野外和捕获的猩猩身上的疟原虫②。最近，我和同仁们在找寻中非疟疾的病源，这一课题在第 3

① 有关病毒和细胞生物之间的关系，仍存在着争论。实际上，也许连病毒彼此之间都没什么关系。一些病毒也许起源于细胞生物的 DNA，而其他病毒也许是细胞生物出现之前的生命形式的子嗣。

② 我的博士研究大部分是在马来西亚沙巴州的婆罗洲进行的。我十分有幸得到世界上最杰出的野生动物兽医比利·凯瑞什的帮助。当时他在野生动物保护协会（Wildlife Conservation Society）工作。比利对我多方关照，让我参加他的研究项目，并把我介绍给他的马来西亚同仁们。我目睹他们进行十分令人惊叹的研究，用飞镖枪射晕野生猩猩，把它们从小小的、正在消失的森林碎片中，转移到马来西亚政府预留的用于环境保护的大面积保护区中。从我自己的研究角度来看，在猩猩被运输过程中，我有了弥足珍贵的机会从这些不易捕获的野生猩猩身上采集样本！那段时间我天天与安妮丽莎·凯博恩共事。这位非凡的野生动物兽医多年后在中非研究大猩猩时，不幸因飞机失事遇难。

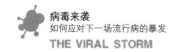
章里详细讨论过。在我们一些装着猿类所携带的疟原虫的样品瓶中，会不会有可能住着一种新型的感染疟原虫的病毒呢？该病毒会不会有可能杀死我们人类的致命性疟原虫——恶性疟原虫呢？

· · · · · ·

一想到微生物，大多数人将其归为一场人与病菌的战争。也许他们会稍微有点创造力，认为这只是微生物自身之间的战役，然而现实甚至比这还要有趣。在无比丰富的微生物社区里，我们也是其中一分子——在我们与微生物之间和我们彼此之间，有着非常复杂的合作、战役和消耗战。

细想一下人体，从头到脚每 10 个细胞里大约只有 1 个是人类细胞——其他 9 个细胞都是细菌，它们覆盖在我们的皮肤上，住在我们的肠道里，长在我们的口腔里。当我们分析人体内外基因信息的多样性时，我们身上每 1 000 个基因信息里，只有 1 个适宜叫人类基因。无论何时，有成千上万物种的细菌和病毒基因会多过人类基因。

人体内细菌、病毒和其他微生物的总和被称为**微生物区**（microbiota），它们的基因信息总和被称为**微生物组**（microbiome）。近 5 年来，一门描绘人类微生物组特征的新兴科学发展起来。将人体内数千微生物悉数培养出来，是几乎不可能完成的任务。如今科学家们不必这样大费周章，他们正利用新的分子技术，迅速了解我们身体内人类和微生物细胞整个群落的构成。

公布出来的研究成果是引人注目的。我们的肠道被一个微生物集群填得满满当当，其中很多微生物都是长期居民。它们并没有在那里白吃白住，我们吃的大量植物食物需要细菌和细菌酶来消化，单靠人体的酶是办不到这一点的。微生物群落的组织构架大有讲究。

在一系列关键性研究中，杰夫·戈登（Jeff Gordon）和他的学生们发现，

我们肠道中的微生物群落实际上非常重要。他们已经证明了肥胖与一组相对
丰富的特殊细菌——拟杆菌的减少有关。

在另一个出色的研究中，戈登和他的团队发现，诱发肥胖的微生物区
增加了从食物中获得的能量总量。在研究中，他们将正常老鼠的肠道微生物
区，换成诱发肥胖的微生物区，结果老鼠体重显著增加。显然，我们肠道内
的细菌对肥胖有所影响。和我们所见的宫颈癌情况一样，一种微生物引发的
慢性疾病也许有更容易的治疗办法。有朝一日，也许我们会很好地将益生菌
和抗生素结合在一起使用，巧妙地改变我们肠道的微生物区，以维持健康
体重。

充斥我们肠道中的大量微生物，同样干扰致命性微生物对我们人体的影
响方式。沙门氏菌是一种致命性细菌，是引起食源性疾病的主要原因之一。
人们早已经知道患食源性疾病的最大风险因素，是吃生鸡蛋和使用抗生素。
吃生鸡蛋易引发食源性疾病，是因为感染上沙门氏菌的鸡会污染鸡蛋。使用
抗生素为何会引发食源性疾病，却一直是个谜。

最近有关肠道微生物组的研究，也许能揭开一些谜团。斯坦福大学教授
贾斯汀·索南伯格（Justin Sonnenburg）正在从事这一方面的重要研究工作。
他在实验室里使用一个绝妙的系统来饲养无菌鼠。老鼠们生活在完全无菌的
环境中，甚至连它们的食物也要经过高压灭菌，以消灭任何潜在的微生物污
染物。无菌鼠提供了极佳的研究模式，用以准确找出不同宿主环境下，肠道
微生物区变化的决定因素。

虽然我们早就怀疑使用抗生素会杀死有益的微生物，并会因此损害我们
肠道微生物抵抗像沙门氏菌这样的新型入侵微生物的天然屏障，但我们还是
不太清楚事情的来龙去脉。松能堡的实验室进行的研究，将来应该会给我们
一个答案。

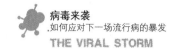

小结

　　有益的微生物是存在的——这些微生物帮助我们，保护我们，静静地与我们生活在一起，没有任何害处。如果我们能准确确定我们体内和周围环境中，哪些微生物对我们有益，哪些是坏家伙，我们就会惊喜地发现：对我们有害的微生物无疑占少数。公共卫生事业的目的，不应该是打造一个完全无菌的世界，而是找到坏家伙并控制它们。对付坏家伙的关键一招，将是培育帮助我们人类的微生物。有朝一日，我们保护自身的方式，也许是依仗与我们共生的微生物，而不是消灭它们。

THE VIRAL STORM 12

流行病的末日来临

这间灯火通明、四面白墙的大房间十分杂乱。身穿卫衣和运动鞋的年轻人围坐在笔记本电脑前，一边用电话和即时通讯工具跟人交流，一边汇总并分析大量不同的数据。墙上悬挂着一排播放地图和新闻流的大屏显示器。没有窗户，因此很难判断屋外是白天还是黑夜。丢弃的咖啡杯和垃圾食品包装袋也没法透露时间信息。偶尔能看见一群穿着正装的年纪稍长者走进来，聊上几句，就匆匆离去。这是一间 24 小时运转的全球新兴疾病形势观察室。

这间位于加利福尼亚州的控制室，最重要的监测地区是尼日利亚、迪拜和苏里南共和国。搜集的大量数据显示出明确信号，将这些地区的风险预测提高到"定期警戒"的级别，这意味着团队将大约 20% 的精力聚焦于获取更多数据、与当地的团队成员联系、以及与国内外卫生官员交流。就苏里南共和国而言，疫情已经成为新闻热点。近 20 小时以来，入院人数上升，地方报纸上刊登了一篇怀疑疫情是霍乱的报道。在尼日利亚和迪拜，这间控制室内被密切追踪的事件还没有公布于众，但终究会被公布出去。

仔细观察其中一位年轻的分析员，就会发现她正在处理的数据就是疾病数据。她在3台忙碌的电脑屏幕前追踪"主诉"①的频率。这些数据是通过位于拉各斯的一个依托手机的电子医疗记录系统筛选和转发来的。该系统虽是初建，但运转稳健。用户所报告的高烧频率在过去的30个小时以来，在基线水平上方稳步上升，与治疗发烧和疟疾的独立非处方药物购买数据相吻合。Twitter和谷歌所显示的有关急性病毒性疾病术语的倾向，也似乎与之相吻合。人们正"告诉"研究人员他们生病了。有些同事在位于雅温得的中非总部，他们已经与当地诊所通了几个小时的电话。实验室研究数据仍然源源不断地涌出，但还要增加检测，因为常见的微生物都被否定了：它不是疟疾、伤寒，也不是马尔堡、埃博拉。

在另一块屏幕前，我们的分析员通过网络电话与电脑黑客团队的人通话。他们正开通连接拉各斯实验室的存储数据专线，很快当地的小组就能实时将送检标本的大量新的基因数据上传。计算机算法和生物信息技术领域的工程师们将在大海里捞针——找寻正在西非害人的新型病毒。

分析员的顶头上司是房间调度者——他是一位专家，要对计算机系统提供的数据进行权衡，研判孰轻孰重。尼日利亚是否上升到了计算机算法建议的"全面警戒"级别？迪拜汇总来的购买数据显示，有人正在购买一般用于大批量培养细菌的设备。这种微弱的、但有潜在恐怖性的生物恐怖袭击信息与尼日利亚的情况相比较，孰轻孰重？如何将其与慢性传染病研究小组的监测相比较？后者为努力识别不可见又发展迟缓的杀手，要对微生物进行发展趋势的长期监测，而不是控制室里那种紧急但短期的监测。这间屋子里发生的一切是快节奏的，是连接全世界的，并可能是拯救世界的。

以上的场景是虚构的。没有这样的控制室——现在还没有。来自拉各斯

---

① 指病人自述自己的症状、体征以及病情持续时间。——译者注

的大量电子医疗记录数据还不存在，来自药店的数据还没有被很好地协调和搜集起来。然而虽然我们还没有发展到那一步，但这样的控制室正是我们所需要的——里面有一个富有创新性的群体，全心致力于了解和分析生物性威胁，并在其演变成疾病之前捕捉它们。

我已经去过目前地球上建立的、最接近这样一间控制室的机构。在H1N1流感大流行之初，我和美国疾控中心全球疾病检测和应急反应部主任斯科特·杜威（Scott Dowell）一起参观了疾控中心的控制室。在那里，研究团队对墨西哥逐渐增加的疾病报告迅速地作出了反应。我也在世界卫生组织在流行病和其他卫生紧急事件时使用的控制室里待过。我创立的环球病毒预警行动组织是世界卫生组织环球疫情预警和应对网（Global Outbreak Alert and Response Network）的一部分。这些组织需要进一步壮大，需要更精良的装备，并且迫切需要更多资金，还需要更多进步。

· · · · · ·

在最后一章里，我希望对本书的内容进行回顾。历史和进步是如何堆砌在一起的——是对我们有利还是不利？

我也试图回答一些作为病毒学家经常被问到的问题。我个人采取什么措施减少感染疾病的风险？当一场流行病或者生物性威胁发生时，个人应该如何评判它？

我也尽力回答好范围更宽泛的问题：控制未来流行病的最大障碍是什么？为了将前文想象的未来控制室的美景变成现实，我们正在做什么？

在前面的章节里，我已经试图概述了当今我们所面临的流行病和其他微生物风险——从主角微生物自身的角度来解释它们，探究人类历史上发生的大事件对我们与微生物关系的影响。

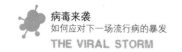
我们已经看到，一系列早期事件为一场完美的病毒风暴创造了条件。我们生物谱系中狩猎行为的出现，使得一大批新型病毒进入了类人猿。我们曾经沦为濒危物种，这可能令我们在对付这些病毒时有些措手不及。

我们看到一个人口越来越稠密、相互联系越来越紧密的世界如何将我们推向了风暴中心。动物种群的驯养、城市化进程的加快和令人惊叹的人类运输系统，以地球上有生命以来空前的方式将人口紧紧联系在一起。特别是人类的繁荣发展，包括移植和注射技术的发展，为疾病感染源提供了传播和制造大破坏的全新路径——不管它们是天然的还是有目的引入的感染源。

第9章和第10章让大家了解了我们当代所使用的技术手段，它们也许能协助我们应对越来越多的流行病威胁——包括用于诊断微生物的新技术和监测人们和生物群落的新方法。与书中大部分内容展示有害的微生物相对照，第11章探究新兴的、对很多无害微生物的使用和这些微生物的益处。

流行病的应对之道

作为一位专业微生物学家，我通常被问到的一个问题是，我个人是如何减少感染疾病的风险的？首先，我总是务求接种最新的疫苗。当我在疟疾地区工作时，我十分认真地服用疟疾预防药物。我并非一直都这么做，但吃了苦头后我才知道这有多重要。

在冬季我会留意呼吸系统疾病的传播路径，尽力降低患病风险。因为有大量的人流，公共交通是风险极大的地方。因此我乘坐地铁和飞机后，尽量洗手或者使用简易的

流行病大事记
THE VIRAL STORM

微生物学家自己预防传染病的方法：
1. 接种最新的疫苗；
2. 乘坐地铁和飞机后要洗手；
3. 与人握手后尽快洗手；
4. 尽量不用手碰鼻子和嘴；
5. 尽可能保证饮食卫生；
6. 减少不安全性行为的风险。

含酒精洗手液。同样，我在与人握过很多次手后都会尽量很快洗手，或者不到万不得已尽量不用手碰鼻子和嘴。尽自己所能确保进食洁净的食物和水无疑很重要，努力减少与不安全的性行为相关的风险也很重要。当然，这些答案的回答，视你自己和所生活的地方而定。可惜不是到处都有洁净的水、疫苗、好的疟疾药和避孕套——但是为了大家的利益，哪里都需要这些东西。

也许大家同样关注的，是疫情发生后如何评价新闻报道和评估风险。大家可以通过关注流行病的几个具体特征来进行评估：微生物正在如何传播？它如何传播才有效？感染者的病死率是多少？一种病死率高、但似乎不传播的流行病，与一种快速而有效地传播、病死率不高的流行病相比，后者更让人担忧。像埃博拉病毒这样看似恐怖的微生物，并非总带来全球性风险。而像人乳头状瘤病毒这样看似良性的微生物，有时也会带来灾难。传播力和致命性有助于任何人研判流行病的风险。

流行病大事记
THE VIRAL STORM

> 我们要学会利用传播率和致命性两个方面来判断一种流行病。一种病死率高、但似乎不传播的流行病，与一种快速而有效地传播、病死率不高的流行病相比，后者更让人担忧。

想当然地认为生活在某个地方或者追求某种生活质量，就让你对一种流行病风险有了免疫力，这是错误的观点。虽然艾滋病毒不是在世界各地四处扩散并任意侵害人们，但它对赤贫者和富豪一视同仁。它侵害几乎没有医疗保健服务的人们，也同样侵害世界上一些享受最好医疗保健的人们。我们置身于一个彼此相互联系的星球。

流行病预防的未来

当我在全球听众面前就以上这些话题发言时，被问到的最有压力的问题之一是："您讲的很好，我听明白了，现在感到很害怕。我们该如何应付流

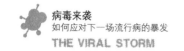

行病现状？"预测和预防未来流行病的最大障碍之一，是这样的观点：流行病是随意发生的，本来就既无法预测，也无法预防。我希望我已经在书中否定了以上的观点。流行病预测和预防并非易事，但目前有很多我们能做的相关事情。不断涌现的科技进步，将使我们未来可以做得更多。

过去我们对流行病预防没有树立积极的公共卫生心态，导致防控体系极其低效。我听过的描述这些低效和反应过度的绝妙术语之一，是**今日特色疾病**（disease du jour）。当面临流感威胁时，我们放下手头所有事情，一心忙于减少未来流感大流行的风险。当我们遇到 SARS 时，我们一心忙于不明原因的呼吸系统疾病。这样的例子不胜枚举。

有朝一日，也许我们能够就未来最大的流行病风险排个座次，但现在我们还做不到。我们知道它们肯定是来自动物身上的微生物，也知道世界上有些地方是它们入侵的高风险地区。我们需要有弹性的防控体系，这些体系不假设下一次威胁将是流感、SARS 或者任何我们正好熟悉的传染性疾病。这些体系应该是通用的和专注于未来流行病防控的。它们应该专注于研究不明流行病，并提供我们以往流行病的一般模式，而不是只盯着任何已经暴发过的具体流行病。这并不意味着我们应该忽视出色的全球流感监控系统，或者忽视像德里克·史密斯（Derek Smith）这样的同仁们所从事的卓越的研究工作。史密斯用全球季节性流感样本数据预测来年的病毒株，并研发相应的疫苗。我们应该承认，那些系统将帮助我们减少未来的流感风险——不是与下一个不明感染源有关的风险。

流行病大事记
THE VIRAL STORM

有效的流行病防控体系，应该专注于研究不明流行病，而不是只盯着任何已暴发过的具体流行病。

好消息是各方多年对流行病预防的反复强调，开始有了回报。作为富有远见的政府官员，丹尼斯·卡罗尔（Dennis Carroll）在美国国际开发署（United

States Agency for International Development）管理下设的禽流感和其他新兴威胁研究机构（Avian Influenza and Other Emerging Threats Unit）。在他的领导下，一项旨在了解并发展对抗**新兴流行病威胁**的全球能力的重大研究项目，已开展得风生水起，我很自豪自己参与其间。其他像谷歌和斯科尔全球威胁基金这样的组织，已经将流行病预测和预防确定为中心目标，把吸引人的技术和企业化理念投入到研究中。

美国国防部也已经在流行病预防中，扮演了关键性角色，它们的国际疾病追踪和控制体系名列全球实力最强之列。以保护全球军队和抵抗生物性威胁为名，美国国防部下属的国防威胁降低局（Defense Threat Reduction Agency）和军队卫生监控中心（Armed Forces Health Surveillance Center）已投入重要的专业技术和资源，在世界各地了解生物性威胁的性质，找到诊疗方法，开发地方能力，帮助微生物学家与天然流行病作战。

我很幸运能与所有以上提及的群体共事。在全球流行病领域，我们与很多其他组织一起合作，正着手精心设计策略规划，满足孕育一个完全的范式转换所需。这是从应对流行病到预防流行病的转换。我们希望这个转换所花时间不会有公共卫生官员接受心脏病和癌症之类疾病预防的时间那么漫长。但无论花多长时间，朝这个方向行进势在必行。

· · · · · · ·

另一个妨碍我们遏制未来流行病的问题，是公众对流行病的风险评估不准确。我在 2010 年斯科尔世界论坛上听到拉里·布里连（Larry Brilliant）将其称为"风险素养"（risk literacy）。作为流行病预防领域的早期开拓者和持续赞助者之一，拉里因希望"协助遏制下一场流行病"而赢得了声望颇高的

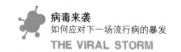

TED 大奖①。他已凭借在谷歌和现在的斯科尔全球威胁基金的领导才能，成为推动这项运动顺利进展的重要领导者。拉里是扑灭天花项目团队的关键一员，因此他担当此职最合适不过了。

风险素养是很重要的一个术语。其理念是：拥有能够了解并恰如其分地解释流行病信息的有见地的公众，是流行病防控的一个环节。

> **风险素养**　风险素养即区分不同程度风险的能力，这不只是对政策制定者的要求。对自然疾病的有效应对，需要依靠每个民众和他们保持镇静并听从指挥的程度。

媒体对生物性威胁狂轰滥炸的报道，导致民众的警觉性下降。打破这一僵局的唯一办法，是让每个人了解风险，能够评估不同类型疾病的差异，并采取相应的应对举措。

风险素养的普及，将有助于公众支持政府将巨大开支用于适宜的流行病预测和预防所需。它将让我们意识到如何将资金用在刀刃上。从 2001 年 4 月到 2002 年 8 月，包括"9·11"事件在内的这一段时间里，据估计世界上有大约 8 000 人死于恐怖事件。从 2009 年 4 月到 2010 年 8 月，8 年以后同样的时间段里，仅仅被证实死于 H1N1 流行病的就超过 1.8 万人——这一流行病被公众认为无关紧要而被不当回事。这还肯定是一个低估的数字。我并不是认为在准备应对各种威胁的时候，我们应该将死亡率作为唯一的考虑因素。但是当我们把各种威胁放在相应的背景下权衡考量时，就实际的风险情形而言，把数万亿美元砸在反恐怖主义上似乎是严重失衡的。

---

① TED 是一个会议的名称，是英文 technology、entertainment、design 三个单词的首字母缩写。TED 是社会各界精英交流的盛会，鼓励各种创新思想的展示、碰撞。TED 大奖是 TED 大会最激动人心的一部分，于 2005 年开始设立，每年有 3 位获奖者。每一位获奖者除了得到 10 万美元的奖励以外，还有机会在 TED 会议上公开阐述其 TED 愿望，而 TED 的组织者将竭尽全力帮助他们实现这样的愿望。——译者注

病毒捕手在行动

也许我最喜欢回答的问题是："面对以上所有情况，你正在做什么呢？"近两年来，我已有幸率领一支由超级棒的科学家和后勤专家组成的研究小组，夜以继日地在全世界开发和布控监控系统，只为一个目标——在流行病扩散之前发现它们，遏制它们。

这一工作源自近 15 年来我所做研究的积淀，其中大多数我在书中都作了描述。2008 年，我做了一个当时被同仁们视为愚蠢的决定，辞去了在加州大学洛杉矶分校的工作，那是一个珍贵的终身教授职位。我离职后创立了环球病毒预警行动组织（以下简称 GVFI）。这是一个独立组织，致力于对全球医学情报进行监控，用以尽早发现流行病（见图 12—1）。

GVFI 以旧金山为基地，在那里我继续在斯坦福教书。我们运用所有可支配的研究手段来识别流行病，平息疫情。政府和学术界总认为，要解决一个问题，应该坚持用一种专门的方法。微生物学家使用微生物学方法，而流行病学家使用流行病学方法。在 GVFI，研究手段并不重要，我们只在意目的：尽早掌握关于人类和动物种群传染性疾病的趋势，和运动过程的情报。

我们将地方流行病学研究手段用于在人类和动物群落中尽早检测疫情和记录微生物，同时结合前沿信息和传播技术，以监控下一场流行病的"数字信号"。我们的组织制订了雄心勃勃的目标：勾勒传染性疾病的来龙去脉，并达到能预测甚至预防流行病的水准。

无论我们使用什么新技术和研究手段，都比不上当地的信息。因此我们的中心工作，是在全世界很多国家里不断地进行实地研究，目的是了解有可能跳到人身上的动物微生物。我们记录和追踪已经在人身上的、有可能以我们还未识别的方式引发疾病的微生物；也试图在新的疫情和流行病惊动传统的卫生和媒体组织之前，尽早发现它。

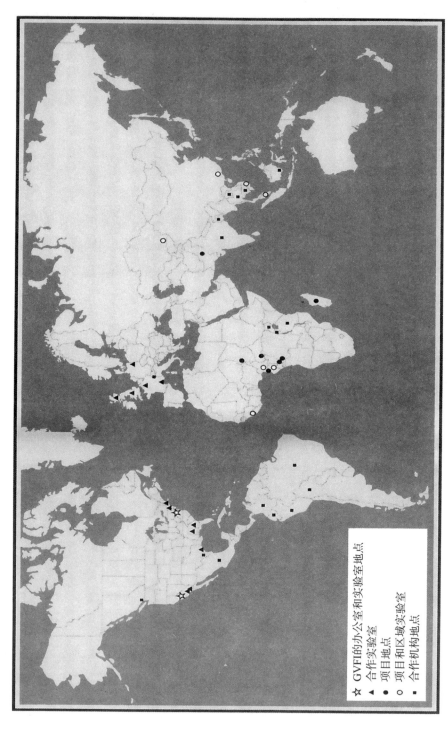

图 12—1 环球病毒预警行动组织在全世界的分布

☆ GVFI的办公室和实验室地点
▲ 合作实验室
● 项目地点
○ 项目和区域实验室
▪ 合作机构地点

为此，我们在医院和临床机构实施定期监控。我们也将精力集中于我们认为是"哨兵"的人群。这些人群因为所处地点或者自身行为的原因，在一种微生物进入大循环之前会最先被感染上。通过对猎人持续的监控，我们已经发现了各种各样以前未曾见过的新型微生物。运用这种费心搜集的监控数据，我们也已经记录了像人微小病毒4（human parvovirus 4）这样的已知病毒的情况。有迹象显示，它们的传播力大大超出了我们的预想。

我们的研究模式已经被证明相当成功。该模式锁定"哨兵"人群，他们代表了新型动物微生物演变成流行病过程中的传染门户。我们联合美国国际开发署对抗新兴流行病威胁项目（USAID-EPT）中的合作伙伴、美国国防部以及其他合作伙伴，正将这一模式推广到全世界20多个国家。然而需要做的事情还很多。在上述每一个国家里我们都需要监控更多人，他们有从所接触动物身上感染新型的、有潜在传染性的感染源的风险。在我们设点的所有国家里，我们需要在更多地区积极开展研究。我们还需要将研究扩展到更多的国家去。从很多方面来看，监控潜在流行病的工作才刚刚起步。

除了研究感染源从动物进入人群的传染门户，我们也广泛监测处于病毒传播网络中心的关键人群。例如，我们仔细追踪定期接受输血的人群。因为这些人中的一些患者将从很多人那里接受好几百次的输血，他们将是微生物的早期感染者。监控他们有助于显示，什么时候新型微生物在四处流动。很多处于中心枢纽的群体将有可能成为正在传播的某种新型感染源的首批感染者——比如健康护理人员和空乘人员。我们的关键工作，是要不断将更多此类人群纳入我们的监测体系。

动物也是监测工作的关键要素。在第9章里，我概述了自己和环球病毒预警行动组织生态学团队负责人迈特·布雷顿发明的一种方法：用简单的标准实验室滤纸迅速从我们研究地的动物身上采集大量血液标本。就此，我们增加了对动物死亡事件的监控。每天在地球上某个地方，都有一群野生动物

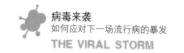

相继死去，就像前文提及的喀麦隆猿类死于炭疽魔爪一样。小规模动物疫情为我们了解那里的微生物提供了独特的机会。

动物死亡事件也能成为一次人类疫情的预兆，正如南美发生的黄热病一样。经常是森林里的猴子们相继死亡后，附近人类居住区才被传染上致命性病毒。世界各地的生物多样化森林里，在一些协助我们研究的猎人们的帮助下，如今我们正着手建立一个调查更多动物死亡事件的体系。理想的状态是，世界上任何地方出现动物死亡事件，我们都应该知道。但目前的现实是，我们几乎没有这一关键信息。

虽然我们GVFI的主要实地研究是发现各种各样新型感染源中的任何一个，但在一些研究地点，我们主要聚焦于某种已知感染源。约瑟夫·费尔（Joseph Fair）是领导GVFI实地和实验室研究的病毒学家和实地流行病学家，他在塞拉利昂进行了一项富有挑战性的前沿研究，了解和控制一种叫作拉沙热（Lassa fever）的致命性疾病。拉沙是一种危险病毒，经由啮齿类动物带进家门并污染食品，进而传染到人身上。

拉沙病毒引发的临床症状像埃博拉和马尔堡病毒一样严重。约瑟夫在西非开发的拉沙研究点提供了一个模式，使我们得以了解这些感染源，知道预测和应对它们的最佳方式。与拉沙热不同，所有出血热病毒，包括埃博拉和马尔堡在内的一类致命性病毒，病例都是呈散发态势的，而拉沙是这些地区人们生活的一个常规组成部分。因为几乎不可能真正监测只是偶尔发作的病毒，约瑟夫和其同仁们使用了塞拉利昂最重要的研究地点，研究和学习在拉沙病毒扩散前发现和控制它们的最佳办法。就"疫情电影"粉丝而言，这是一个迷人的地方：有高级别的生物防护，工作人员冒着生命危险，争相挽救他人生命。然而其重要性远不止这些。如果我们学会很好地预测和应对拉沙病毒，那么控制像埃博拉和马尔堡这样的病毒就胜券在握了。

· · · · · · ·

我们在 GVFI 做的最激动人心的事情之一，与前沿科学无关，是预防工作。

新流行病出现的最大风险之一是人和动物的密切接触，尤其是与野生哺乳动物的密切接触。在理想的预测体系变成现实之前，我们可以开始改变人类行为，减少这类接触。

凯伦·塞洛斯（Karen Saylors）是一位富有献身精神的医学人类学家，在我们的中非野外考察地工作多年，目前在旧金山总部工作。她花费大量时间与世界各地实地研究点的 GVFI 团队和其他同仁们一起，从事预防新型流行病的工作。这项工作我们已经开展了几年，现在正迅速向外推广。迈特·布雷顿和其同仁约瑟夫·勒杜·迪福（Joseph LeDoux Diffo）以及其他人用近10 年时间开展了一个我们视为中心工作的项目——健康猎手项目（Healthy Hunter Program）。这一项目关注中非我们所研究的打野味的猎人们，试图找到降低他们感染新病毒风险的方式。因为这是人类免疫缺陷病毒的出现地点，我们认为这项工作至关重要，但是开展起来并不容易。

我还记得在中非工作的早些时候，当我向猎人们描述我觉得跟猎杀野生动物相关的风险时，他们对此的反应是："我已经打猎很多年了，我的父母和祖父母也打猎了很多年。这风险显然不会像这里其他许多害死我们的东西的风险那么高。"这是我在所有研究地听到的反应。这番话有些道理，在每天有人死于疟疾、不安全的水源和营养不良的环境中，从一只动物身上传染上一种新型感染源的风险似乎不值一提。在某种程度上确实是这样。

以上问题是小人物悲剧人生的最好写照。对绝大多数要维持生计的猎人而言，染上一种新型致命性疾病的风险，低于不打猎的营养缺乏和其他损失带来的风险。然而当微生物多样性丰富地区数千人以捕获野生动物为生时，

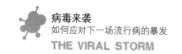
我们就面临了能够导致一些新型感染源出现的情况，而这些感染源能毁灭全世界。这不只是猎人们的问题，是我们所有人面临的问题。

虽然我们苦口婆心地向这些人讲授与狩猎相关的风险，但我们也承认真正的敌人是农村的贫穷。要解决这一普遍性问题，我们需要做的不止是解释狩猎风险。我们需要致力于帮助农村人口找到解决营养不良的可行之道。我们要帮他们找到替代不安全狩猎的谋生之路，而且不能因他们费心养家糊口而横加指责。在我们将健康猎手项目拓展到更多地方的同时，我们与发展组织和食品组织一起合作，真正解决农村人口的生计问题。

如果我们不费多少气力，就能够消除像中非、东南亚和亚马孙盆地这些病毒热点地区以打野味为生的狩猎行为，我们一定会这么做。除了流行病的风险，这些狩猎行为还会给地球上的生物遗产保护带来众所周知的负面影响，也会同样波及以不可再生的动物蛋白资源为食的弱势种群的食物保障。但是解决办法需要投入全球的能量和资源，消耗大量财力物力。解决丛林肉问题，除了满足全世界富人群体遏制疫情和保护生物多样性的利己目的之外，也能帮助世界上一些赤贫群体过上像样的生活。对那些想拯救一些富有魅力的濒危物种的人们而言，丛林肉问题不是他们口中的花边新闻。它影响到全球的公共卫生状况，忽视它的后果不堪设想。

GVFI 所做的第一步，是改变利于新型感染源进入人类的行为。在寻找更多合作伙伴和资源帮助我们推广此举时，我们承认在预防引发流行病的行动方面，现在我们可以做得更多。我们的推广可以与其他公共卫生运动完美地配合起来。正如我们在第 8 章里所讨论的那样，发生在艾滋病人身上的免疫抑制促使新型微生物入侵人类。我们必须努力确保将控制艾滋病的抗逆转录病毒药物推广到最偏远地区经狩猎已接触野生动物的人群。我们已与像科学家黛比·伯克斯（Debbi Birx）这样的一些该领域开拓者一起工作。黛比曾在华特瑞陆军研究所指导一个成果丰硕的研究小组，她放弃这份职业，转而去负责美国疾控中心的全球艾滋病项目。该项目专注于向世界上一些最穷困地区提供抗逆转录病毒治疗的具体事项，它将惠及我们所有人。

对于预防流行病，我们每个人都有出力的方式。公众给政策制定者和政治家施加压力，让他们支持对流行病采取长期预防之法是至关重要的。有见地的公众必须促使政府投入更多资金，用于未来流行病控制通用方法的研究和实践，而不是仅仅针对一种微生物的威胁。

近期流行病发生后，专家提出了一些建议，我们最好采纳并在行为上有所改变。2009 年度 TED 大会在长滩召开，一位有影响力的娱乐界律师弗雷德·高德灵（Fred Goldring）在会上提出，我们应该倡导一种**"安全握手法"**，相互碰触肘关节而不是手。当然，打喷嚏对着肘关节而不是手，同样有助于减少一些感染源的扩散。据我所知，没有人深入研究像日本这样的国家鞠躬（而不是握手）对健康的影响，但估计应该减少了一些感染源的传播。同样在日本，我们见到了只要生病就在公共场合戴医用口罩的行为，此举会有效抑制一些微生物的传播。改变这些习惯非常困难，但我们的研究模式显示，有用的可能性是存在的。

流行病大事记

THE VIRAL STORM

预防流行病，人们可以在行为上有所改变：
1. "安全握手"，相互碰触肘关节；
2. 打喷嚏时对着肘关节而不是手；
3. 只要生病就在公共场合戴医用口罩。

• • • • • •

你也许会问自己，究竟何时我们才会看到本章开头描绘的理想控制室？虽然那幅场景是虚构的，但我们没有理由要等几个世纪才能看到，甚至几十年都不用。实际上，GVFI 的目标之一，就是让这间梦想的控制室成为现实。拉奇·古拉斯卡拉带领着我们的数据团队，其成员由清一色的新生代年轻科学家组成。他们将我们的实地研究与我们在第 10 章讨论的全新数据融合在

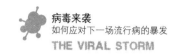
一起。来自实地和实验室的详细数据，将很快与来自手机、社交媒体和其他来源的数据结合，形成最终疫情的聚合数据。

10年前，收集世界信息的顶梁柱是官方机构，比如美国国会图书馆，然而这不是一成不变的状况。今天，像谷歌这样的组织采用创新方法和激励机制，构建出几十年前我们做梦都不敢想象的访问信息的技术手段。在全球卫生领域，我们必须向这样的创新敞开大门。我们常说，像谷歌这样的组织已帮助我们创建了一个**环球神经系统**（global nervous system）。如果我们想要有一个等同于**环球免疫系统**（global immune system）的东西，就需要研发结合政府和非政府体系的新方法，使用最新的方法和技术。

事实上这项工作已经开始了。在不久的将来，无论你是担心一场疾病灾难带来政治和经济损失的国家元首，还是担忧与下一次流行病相关的供货链中断和员工离散的CEO，或是忧心家人健康的市民，你都可以迅速找到更好、更准确的实际疫情数据。这些信息不仅来自政府，也来自像我们GVFI这样的组织。大家将遥远的病毒情报站的实验室结果和国际新闻推送、手机短信、社交网络、搜索模式结合起来，创造一种新的流行病情报样式。

THE VIRAL STORM

THE DAWN OF A NEW PANDEMIC AGE

小结

我们处在一个充斥着新型流行病风险的世界。幸运的是，我们也处在一个用技术手段建造环球免疫系统的时代。我们宏伟却又十分简单的理念是：我们应该、也能够将流行病预测和预防做得更好。但真正大胆的念头是：有朝一日，我们能将流行病预测和预防工作做得漂亮到可以宣布"这是最后的一种流行病"——到那时，我们发现和遏制流行病的能力，已经强到连"流行病"这个词都不需要了。

致　谢

　　因为本书章节所依托的科学研究具有很强的合作性，所以需要感谢很多人。但在此之前，我想先对那些帮助我将这本书本身变成现实的人表示感谢。优秀的代理商，布鲁克曼出版社的马克斯·布鲁克曼（Max Brockman）、亨利·霍尔特出版公司的总裁和出品人史蒂芬·鲁宾（Steven Rubin）和纽约时报图书公司的编辑部主任保罗·格勒布（Paul Golob），都是成书过程的关键人物。其间编辑瑟琳娜·琼斯（Serena Jones）为本书提供了极好的写作方向和视角。特别感谢在斯坦福大学选修我课程的优秀学子们，他们以对文献的深度研读和绝佳的提问对我的写作给予了帮助。最后感谢协助我图片工作的关凯文（Kevin Kwan），还有李罗宾（Robin Lee）——其勤勉和每日的协助弥足珍贵。

　　我非常感谢我的导师们对我的研究工作的帮助。多年来，他们将自己的专业技能和理念与我分享。维克多·简克（Victor Jank）让孩提时代的我初尝了科学带来的激动，斯坦福大学的比尔·杜伦（Bill Durham）帮我开辟了自己的研究生涯。理查德·兰厄姆和马克·豪塞尔帮我找到了正确的研究方向。

在我的美好记忆里，是安迪·斯贝尔曼把我带进他的研究小组，对我多方关照，并给我机会，训练我从事当时很多人觉得古怪的研究。比尔·卡莱什慷慨地给了我第一次从事实地研究的机会，并向我演示实地研究的过程。我的博士后导师唐·伯克给予我多年的支持和友谊，提供给我一位年轻科学家可能最需要的事情：绝佳的研究项目和进行这些研究的自由。唐以自己的一条引语作为人生信条："如果你愿意放弃对名望的追求，你就几乎能成就任何事情。"针对我作为一名独立科学家的研究工作，Debbi Birx、Larry Brilliant、Jared Diamond、Don Francis、Peggy Hamburg、Tom Monath、Ed Penhoet、Frank Rijsberman、Linda Rosenstock 和 Jon Samet 为我提供了很多让我感激不尽的帮助和建议。

构成本书坚实基础的研究工作，若缺少了具有前瞻性思维的合作伙伴是不可能完成的。我很幸运多年来与他们合作。早期来自塔普林家族对哈佛公共卫生学院的资助、美国国家卫生研究院福格蒂国际中心和美国军队人类免疫缺陷病毒研究项目的资助，让我的研究得以顺利起步。与美国国防部优秀研究项目的持续合作，包括军队卫生监控中心、国防部威胁降低局和国防部人类免疫缺陷病毒/AIDS 预防项目，使我的研究有了长期的连续性。这是这类研究取得真正进步所必需的。亨利·杰克逊军事医学发展基金在其间发挥了重要作用。来自富有创新精神而慷慨大方的组织，包括谷歌、斯科尔基金和 NIH 主任先驱奖项目的支持，恰好在合适的时间提供了适应时代的独特机会，使我的研究项目拥有了迈往至关重要的新方向的潜能。这些组织和其他组织里的成员们，已在推动世界往正确方向发展中做出极大贡献，他们是 Anna Barker、Debbi Birx、David Blazes、Larry Brilliant、Will Chapman、Dave Franz、Michael Grillo、Lakshmi Karen、Bruce Lowry、Nelson Michael、Sally Osberg、Jennifer Rubensterin、Kevin Russell、Toti Sanchez、Richard Shaffer、Mark Smolinksi、Joanne Stevens、Kofi Wurapa 和 Cheryl Zook。杰夫·斯科尔尤其显示出极大的远见卓识，他已经利用诸如社会创业和故事片等各种手段，协助解决流行病的防控问题。在丹尼斯·卡罗尔领导下的美国国际开发署新兴流行病威胁项目，如今直接对我的一个主要目标——预测和预防新型感染源的出现提供资助。我很荣幸能够参加这一重要项目，与出色的合作者——加州大学戴维斯分校、生态健康联盟、野生动物保护组织、史密斯国家博物馆群和教育发展学会一起工作。感谢洛瑞·劳克（Lorry Lorky）慷慨地在斯坦福大学人类生物学专业资助给我一个教授职位。

我很荣幸与各个领域的一流科学家、临床兽医和内科医生以及他们的团队合作。他们中的很多人都在书中提到过，包括 Raul Andino、Francisco Ayala、Chris Beyrer、Patrick Blair、David Blazes、John Brownstein、Michael Callahan、Dennis Caroll、Jean Carr、Mary Carrington、Jinping Chen、Charles Chiu、Nicholas Christakis、Dale Clayton、William Collins、Robert A. Cook、Mike Cranfield、Derek Cummings、Peter Daszak、Eric Delaporte、Eric Delwart、Joe Derisi、Kathy Dimeo、Jon Epstein、Ananias Escalante、Jeremy Farrar、Homayoon Farzadegan、Jay Fishman、Yuri Fofanov、Tom Folks、Peter Fonjungo、Pierre Formenty、James Fowler、Pascal Gagneux、Alemnji George、Hillary Godwin、Tony Goldberg、Chris Golden、Jean-Paul Gonzalez、Greg Gray、Duane Gubler、Swati Gupta、Beatrice Hahn、W. D. Hamilton、Art Hapner、Kris Helgen、Walid Heneine、Lisa Hensley、Indira Hewlett、Tom Hughes、Warren Jones、Marcia Kalish、Paul Kellam、Gustavo Kijak、Annelisa Kilbourn、Marm Kilpatrick、Neville Kisalu、Lisa Krain、Mark Kuniholm、Altaf Lal、Benhur Lee、Fabian Leendertz、Eric Leroy、Ian Lipkin、Jamie Lloyd-Smith、Chris Mast、Jonna Mazet、Wilfred Mbacham、Francine McCutchan、Angela Mclean、Herman Meyer、Matthew Miller、Steve Morse、Bill Moss、Suzan Murray、Lucy Ndip、Dianne Newman、Paul Newton、Chris Ockenhouse、Claire Panosian、Jonathan Patz、Martine Peeters、C. J. Peters、Rob Philips、Brian Pike、Oliver Pybus、Shoukhat Qari、Steve

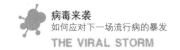
Quake、Steve Rich、Annie Rimoin、Forest Rohwer、Ben Rosenthal、Kevin Russell、Maryellen Ruvolo、Robin Ryder、Warren Sateren、David Schnabel、Peter Simmonds、David Sintasath、Mark Slifka、Tom Smith、Joe Sodroski、Mike Steiper、Bill Switzer、Joe Tector、Sam R. Telford III、Judith Torimiro、Murray Trostle、Ajit Varki、Linfa Wang、Hugh Waters、Ana Weil、Kelly Welsh、Mark Woolhouse、Linda Wright、De Wu、Otta Yang 和 Susan Zmicki。Adria Tassy Prosser 在协助我设立喀麦隆的研究项目时扮演了关键性角色。

特别要感谢世界各地的同仁们，他们不仅使我在海外的研究工作成果丰硕，而且让我从中感受到真正的快乐。他们是 Ba Oumar Paulette、Dato Hasan Abdul Rahman、Mpoudi Ngole Eitel、Stephan Weise、Ke Changwen、Patrick Kayembe、Rose Leke、Jean-Jacques Muyembe、Koulla Shiro、Shuyi Zhang、Prime Mulembakani、Janet Cox、Balbir Singh、Edwin Bosi、Mahedi Patrick Andau、Olinga Jean-Pascal 和 Emile Okitolonda。我对他们欢迎我去他们的国家和他们自己的家里表示感谢。也感谢才华横溢的作家和记者们费心采访我们，并进行了很重要的科普工作，将诸如我们这样的科学研究介绍给更广泛的受众。这些人里包括 Scott Z. Burns、Tom Clynes、Anderson Cooper、David Elisco、Sanjay Gupta、Anjali Nayar、Evan Ratliff、Michael Specter 和 Vijay Vaitheeswaran。

我特别荣幸领导了一支出色的团队，其中包括一些在他们的研究领域中最为出色和最聪明的科学家。他们也努力令我每日的生活充满乐趣和欣喜。Jeremy Alberga、Joseph Fair 和 Lucky Gunasekara 通常在富有挑战的环境下，领导他们各自的团队从事高质量的研究工作。他们的才干和奉献精神每天都在感染着我。Ubald Tamoufe 和 Alexis Boupda 是我在中非最好的伙伴。Mat LeBreton 和 Cyrille Djoko 以及他们的团队以其才能和献身精神，每日都在推动着科学进步。Karen Saylors、Corina Monagin、Erin Papworth、Maria

Makuwa 和 Kanya Long 在管理着世界各地不同国家的复杂项目的同时，还都努力地进行着出色的研究工作。没有在旧金山总部或者世界各地实验室和野外考察地里的很多其他优秀科学家、技术人员和后勤专家的努力，我们的研究工作无法顺利进行。我希望在未来和他们所有人共事下去。

感谢我的父亲查克·沃尔夫（Chuck Wolfe）、母亲卡罗尔·威顿伯格（Carol Wittenberg）和姐姐朱莉亚·赫斯（Julie Hirsch）以及他们的家庭成员。尽管我常年在外奔波，不与他们碰面，但他们总是鼓励我追逐自己挚爱的科学事业，坚定地支持我。感谢我亲爱的祖母安·斯洛曼（Ann Sloman）一直支持她的孙子，尽管事实上他不想成为一名"医生"（doctor）。我幸运地拥有着忠诚而慷慨的朋友们，他们友善地将宝贵的时间和独特的才能奉献给我的研究工作，包括 Zack Bogue、Sebastian Buckup、June Cohen、Tom DeRosa、Jeffrey Epstein、Sanjay Gupta、Erez Kalir、John Kelley、Nina Khosla、Larry Kirshbaum、Boris Nikolic、Sally O'Brien、Sarah Schlesinger、Narry Singh、Linda Stone 和 Riaz Valani。最后至关重要的一份感谢要送给劳伦·古德森（Lauren Gunderson），她令我顺利完成此书，是我窝心的读者、编辑和伴侣。

译者后记

我从去年 9 月份开始着手翻译《病毒来袭》。当时跟大家提及此书时，朋友们问："是有关计算机病毒的书吧？"而学生们问："是讲述病毒式传播的吗？"

置身于信息社会的我们，那么自然地将病毒一词作了引申，与信息相关的话题发生关联，因为那是我们关注的焦点，以为引申义是影响个人生活和时代发展的重要因素。可是，恰恰是被我们忽视的本义，却正在酝酿着一场风暴，让你我根本无处躲藏。而始作俑者，是肉眼根本看不见的微生物。

在《病毒来袭》里，内森·沃尔夫向我们展示了一个不可思议的世界，里面挤满了难觅踪影却又无处不在的小生命。它们大多数与我们和平共处，但少数一些坏家伙却动辄在人类掀起惊涛骇浪，制造着一场场传染病大流行。流感、天花、艾滋病、猪流感、禽流感……都是人类的梦魇。可我们偏生容易健忘，一浪过后便忘却病毒带来的浩劫，直到另一波流行病袭来，方才一片忙乱，如此循环往复。不久前在中国大陆暴发的 H7N9 禽流感，便又这般让我们措手不及。

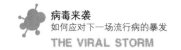

了解病毒，监控病毒，时时保持警觉，是沃尔夫在书中反复对我们的忠告。作为当代"病毒猎手"，他一直在中非和东南亚等地实地研究病毒，渴望在流行病蔓延之前早早捉住它们。可贵的是，沃尔夫的研究视野并未局限于流行病的应对举措，而是和同仁们率先提出了构建预防流行病的全球体系，像预报天气一样对流行病进行防控。为此，沃尔夫甚至辞去终身教授职位，专注于全球流行病防控体系的建设。在书中，沃尔夫从类人猿的狩猎行为谈起，探究人类与微生物关系的发展历程。人口的增长、畜牧业的发展、城市化的进程、交通枢纽的建设、医疗技术的进步……这一些人类发展史上让我们引以为荣的巨大成就，却都为病毒侵害人类创造了便利的条件。这一事实着实令人震惊，发人深省。好在层出不穷的科技手段赋予我们战胜病毒和流行病的雄厚实力，而近年对良性病毒的发现和利用也让我们绝处逢生，加上以沃尔夫为代表的一批科学家在流行病防控领域的努力，我们对抵抗流行病的未来愿景又充满了信心。

本书是译者继《绝非偶然：社会心理学家阿伦森自传》之后与湛庐文化第二次愉快的合作，感谢湛庐文化让我有幸再次以译书的方式与世界级大师近距离交流。同时感谢沈敏、李雪君、余淼、秦晨、吕丽春、彭剑、高睿泽等在译书过程中对译者的帮助。译者水平有限，译文不足之处恳请指正。

沈捷

2013 年初夏于金陵城北

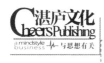

湛庐，与思想有关……

如何阅读商业图书

商业图书与其他类型的图书，由于阅读目的和方式的不同，因此有其特定的阅读原则和阅读方法，先从一本书开始尝试，再熟练应用。

阅读原则1 二八原则

对商业图书来说，80%的精华价值可能仅占20%的页码。要根据自己的阅读能力，进行阅读时间的分配。

阅读原则2 集中优势精力原则

在一个特定的时间段内，集中突破20%的精华内容。也可以在一个时间段内，集中攻克一个主题的阅读。

阅读原则3 递进原则

高效率的阅读并不一定要按照页码顺序展开，可以挑选自己感兴趣的部分阅读，再从兴趣点扩展到其他部分。阅读商业图书切忌贪多，从一个小主题开始，先培养自己的阅读能力，了解文字风格、观点阐述以及案例描述的方法，目的在于对方法的掌握，这才是最重要的。

阅读原则4 好为人师原则

在朋友圈中主导、控制话题，引导话题向自己设计的方向去发展，可以让读书收获更加扎实、实用、有效。

阅读方法与阅读习惯的养成

（1）回想。阅读商业图书常常不会一口气读完，第二次拿起书时，至少用15分钟回想上次阅读的内容，不要翻看，实在想不起来再翻看。严格训练自己，一定要回想，坚持50次，会逐渐养成习惯。

（2）做笔记。不要试图让笔记具有很强的逻辑性和系统性，不需要有深刻的见解和思想，只要是文字，就是对大脑的锻炼。在空白处多写多画，随笔、符号、涂色、书签、便签、折页，甚至拆书都可以。

（3）读后感和PPT。坚持写读后感可以大幅度提高阅读能力，做PPT可以提高逻辑分析能力。从写读后感开始，写上5篇以后，再尝试做PPT。连续做上5个PPT，再重复写三次读后感。如此坚持，阅读能力将会大幅度提高。

（4）思想的超越。要养成上述阅读习惯，通常需要6个月的严格训练，至少完成4本书的阅读。你会慢慢发现，自己的思想开始跳脱出来，开始有了超越作者的感觉。比拟作者、超越作者、试图凌驾于作者之上思考问题，是阅读能力提高的必然结果。

好的方法其实很简单，难就难在执行。需要毅力、执著、长期的坚持，从而养成习惯。用心学习，就会得到心的改变、思想的改变。阅读，与思想有关。

[特别感谢：营销及销售行为专家 孙路弘 智慧支持！]

ᴥ 我们出版的所有图书，封底和前勒口都有"湛庐文化"的标志

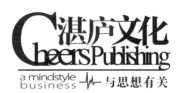

并归于两个品牌

ᴥ 找"小红帽"

为了便于读者在浩如烟海的书架陈列中清楚地找到湛庐，我们在每本图书的封面左上角，以及书脊上部47mm处，以红色作为标记——称之为**"小红帽"**。同时，封面左上角标记 **"湛庐文化 Slogan"**，书脊上标记**"湛庐文化 Logo"**，且下方标注图书所属品牌。

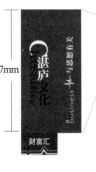
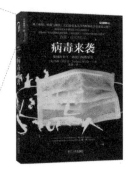

湛庐文化主力打造两个品牌：**财富汇**，致力于为商界人士提供国内外优秀的经济管理类图书；**心视界**，旨在通过心理学大师、心灵导师的专业指导为读者提供改善生活和心境的通路。

ᴥ 阅读的最大成本

读者在选购图书的时候，往往把成本支出的焦点放在书价上，其实不然。

时间才是读者付出的最大阅读成本。

阅读的时间成本 = 选择花费的时间 + 阅读花费的时间 + 误读浪费的时间

湛庐希望成为一个"与思想有关"的组织，成为中国与世界思想交汇的聚集地。通过我们的工作和努力，潜移默化地改变中国人、商业组织的思维方式，与世界先进的理念接轨，帮助国内的企业和经理人，融入世界，这是我们的使命和价值。

我们知道，这项工作就像跑马拉松，是极其漫长和艰苦的。但是我们有决心和毅力去不断推动，在朝着我们目标前进的道路上，所有人都是同行者和推动者。希望更多的专家、学者、读者一起来加入我们的队伍，在当下改变未来。

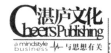

湛庐文化 2008–2012 年获奖书目

❦《正能量》
《新智囊》2012 年经管类十大图书，京东 2012 好书榜年度新书。
35 年职业经理人养成心得，写给有追求的职场人。
聆听总裁的职场故事，发掘自己与生俱来的正能量。

❦《牛奶可乐经济学》
国家图书馆"第四届文津奖"十本获奖图书之一，唯一获奖的商业类图书。
搜狐、《第一财经日报》2008 年十本最佳商业图书。
用经济学的眼光看待生活和工作，体验作为"经济学家"的美妙之处。

❦《清单革命》
《中国图书商报》商业类十大好书。
全球思想家正在读的 20 本书之一。
一场应对复杂世界的观念变革，一部捍卫安全与正确的实践宣言。

❦《大而不倒》
《金融时报》·高盛 2010 年度最佳商业图书入选作品。
美国《外交政策》杂志评选的全球思想家正在阅读的 20 本书之一。
蓝狮子·新浪 2010 年度十大最佳商业图书，《智囊悦读》2010 年度十大最具价值经管图书。
一部金融界的《2012》，一部丹·布朗式的鸿篇巨制。

❦《金融之王》
《金融时报》·高盛 2010 年度最佳商业图书。
蓝狮子 2011 年度十大最佳商业图书，《第一财经日报》2011 年度十大金融投资书籍。
一部优美的人物传记，一部独特视角的经济金融史。

❦《快乐竞争力》
蓝狮子 2012 年度十大最佳商业图书。
赢得优势的 7 个积极心理学法则，全美 10 大幸福企业"幸福感"培训专用书。

❦《大客户销售》
蓝狮子·新营销 2012 最佳营销商业图书。
著名营销及销售行为专家孙路弘最新作品，一本提升大客户销售能力的实战秘笈。

❦《自营销》
百道网 2013 年度潜力新书。
全球最具创意广告公司 CP+B 掌门人的洞见之作，让好产品和好营销同唱一首歌。

❦《认知盈余》
2011 年度和讯华文财经图书大奖。
看"互联网革命最伟大的思考者"克莱·舍基如何开启无组织的时间力量。
看自由时间如何成就"有闲"世界，如何引领"有闲"经济与"有闲"商业的未来。

❦《爆发》
百道网 2013 年度潜力新书。
大数据时代预见未来的新思维，颠覆《黑天鹅》的惊世之作，揭开人类行为背后隐藏的模式。

❦《微力无边》
2011 年度和讯华文财经图书大奖"最佳装帧设计奖"。
中国最早的社会化媒体营销研究者杜子建首部作品，一部微博前传，半部营销后传。

❦《神话的力量》
《心理月刊》2011 年度最佳图书奖。
在诸神与英雄的世界中发现自我，当代神话学大师约瑟夫·坎贝尔毕生精髓之作。

❦《真实的幸福》
《职场》2010 年度最具阅读价值的 10 本职场书籍。
积极心理学之父马丁·塞利格曼扛鼎之作。
哈佛最吸引人、最受欢迎的幸福课。

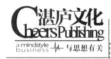

延伸阅读

《清单革命》

◎ 作者阿图·葛文德是白宫最年轻的健康政策顾问、影响奥巴马医改政策的关键人物

◎ 医疗、建筑、航空、金融、餐饮、政府等6大行业智慧践行的观念革命：使用清单，大有裨益。

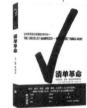

《阿图医生（第1季）》

◎ 美国国家图书奖节选作品，比《豪斯医生》更富人性，比《白色巨塔》更真实。

◎ 作者是白宫最年轻的健康政策顾问，影响奥巴马医改政策的关键人物。

◎ 作为医生，看完这本书，会更深入地了解到医生的天职使命；作为病人，看完这本书，会了解到光鲜的白大褂背后的辛酸血泪。

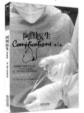

《阿图医生（第2季）》

◎ 作者是白宫最年轻的健康政策顾问，影响奥巴马医改政策的关键人物。

◎ 作为医生，看完这本书，会更深入地了解到医生的天职使命；作为病人，看完这本书，会了解到光鲜的白大褂背后的辛酸血泪。

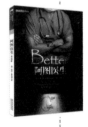

《住院医生夜未眠》

◎ 一个骨科医生最真实的、幽默有加的住院医师生涯纪录。

◎ 跟豪斯医生、实习医生格蕾一样紧张又有趣的故事。

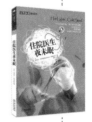

The Viral Storm: the Dawn of a New Pandemic Age by Nathan Wolfe.

ISBN 978-0-8050-9194-6

Copyright © 2011 by Nathan Wolfe.

Simplified Chinese Translation Copyright ©2014 by Cheers Publishing Company.

图书在版编目（CIP）数据

病毒来袭：如何应对下一场流行病的暴发 /（美）沃尔夫著；

沈捷译 . —杭州：浙江人民出版社，2014.4

ISBN 978-7-213-05661-1

Ⅰ . ①病…　Ⅱ . ①沃… ②沈…　Ⅲ . ①人体病毒学—研究　Ⅳ . ① R373

中国版本图书馆 CIP 数据核字（2013）第 169400 号

浙 江 省 版 权 局
著作权合同登记章
图字:11-2013-129 号

上架指导：公共卫生 / 人文社科

病毒来袭：如何应对下一场流行病的暴发

作　　者：［美］内森·沃尔夫　著

译　　者：沈 捷 译

出版发行：浙江人民出版社（杭州体育场路 347 号　邮编　310006）

　　　　　市场部电话:（0571）85061682　85176516

集团网址：浙江出版联合集团　http://www.zjcb.com

责任编辑：王方玲

责任校对：张彦能

印　　刷：石家庄继文印刷有限公司

开　　本：720mm × 965 mm 1/16　　　印　　张：16.25

字　　数：21.3 万　　　　　　　　　　插　　页：3

版　　次：2014 年 4 月第 1 版　　　　印　　次：2020 年 2 月第 2 次印刷

书　　号：ISBN 978-7-213-05661-1

定　　价：49.90 元

如发现印装质量问题，影响阅读，请与市场部联系调换。